国医大师邓铁涛学术传承系列

总主编 李 强 李 俊

国医大师
邓铁涛
学说探讨与临证

主审 邓中光 刘小斌 邱仕君

主编 陈坚雄 黄可儿

SPM
南方传媒

广东科技出版社
全国优秀出版社

·广 州·

图书在版编目（CIP）数据

国医大师邓铁涛学说探讨与临证 / 陈坚雄，黄可儿主编. —广州：广东科技出版社，2023.5
（国医大师邓铁涛学术传承系列）
ISBN 978-7-5359-7969-8

Ⅰ. ①国… Ⅱ. ①陈… ②黄… Ⅲ. ①中医临床—经验—中国—现代 Ⅳ. ①R249.7

中国版本图书馆CIP数据核字（2022）第189235号

国医大师邓铁涛学说探讨与临证
Guoyi Dashi Deng Tietao Xueshuo Tantao Yu Linzheng

出 版 人：严奉强
责任编辑：曾永琳 王 珂
装帧设计：友间文化
责任校对：于强强
责任印制：彭海波
出版发行：广东科技出版社
　　　　　（广州市环市东路水荫路11号　邮政编码：510075）
销售热线：020-37607413
http：//www.gdstp.com.cn
E-mail：gdkjbw@nfcb.com.cn
经　　销：广东新华发行集团股份有限公司
印　　刷：广州市彩源印刷有限公司
　　　　　（广州市黄埔区百合三路8号　邮政编码：510700）
规　　格：889 mm×1 194 mm　1/32　印张8　字数200千
版　　次：2023年5月第1版
　　　　　2023年5月第1次印刷
定　　价：68.00元

如发现因印装质量问题影响阅读，请与广东科技出版社印制室联系调换（电话：020-37607272）。

《国医大师邓铁涛学说探讨与临证》

国医大师邓铁涛学术传承系列

广州中医药大学"铁涛班"试用教材

【总主编】

李　强　李　俊

【主审】

邓中光　　刘小斌　　邱仕君

【主编】

陈坚雄　　黄可儿

【副主编】

刘成丽　　黄子天

【编委】

方一静　龙文醒　刘凤斌　江其龙　李培武　杨晓军

吴　伟　陈凯佳　陈瑞芳　饶　媛　常少琼　程　宾

【基金项目】

广东省中医药局"国医大师邓铁涛学术思想传承项目"

国医大师邓铁涛

学说探讨与临证

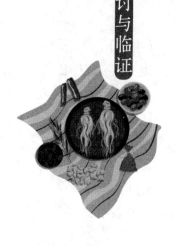

　　《学说探讨与临证》是国医大师邓铁涛教授的首部论著，记载了他早期的学术探讨与研究成果，该书1981年由广东科技出版社正式出版。为了能全面、系统、准确地荟萃邓铁涛教授接近八十载的医教研实践所形成的学术菁华，为广大师生开展邓铁涛学术思想和临床经验研修提供教学用书和研究文献，故整理并汇编本册《国医大师邓铁涛学说探讨与临证》。

　　本书沿用《学说探讨与临证》原书之名以致敬经典，主要内容突出邓铁涛教授的代表性学术成果。全书以国医大师邓铁涛传、五脏相关学说、脾胃学说、气血痰瘀理论、寒温统一论治思想、中医药发展思想为纲，以理论探讨、诊疗经验运用和临床验案举隅为目，以邓铁涛教授元典文献为首选，立足继承国医大师邓铁涛教授的代表著作，整理补充1981年之后的新进展、新成果，全力展现邓铁涛教授学术之概貌和原味。

　　编写不足之处，恳请读者指正错误，提出宝贵意见。

编者

2023年冬

目录

目
录

目录

绪 论

邓铁涛（1916—2019年），曾用名邓锡才，汉族，广东开平人，中国共产党党员，首届国医大师，首批国家级非物质文化遗产代表性项目"中医诊法"代表性传承人，广州中医药大学终身教授。历任广东中医药专门学校教务处主任，广州中医学院内科教研室主任、教务处副处长、副院长，广州中医药大学邓铁涛研究所所长。曾担任全国第一、第三批老中医药专家学术经验继承工作指导教师，中华中医药学会终身理事，国家重点基础研究发展计划（973计划）首席科学家，中国人民政治协商会议广东省委员会第四、第五届委员，首批享受国务院政府特殊津贴专家。2021年被中共中央追评"全国优秀共产党员"荣誉称号。

邓铁涛出身中医药世家，1932年就读于广东中医药专门学校，1938年正式从事中医工作。临床擅长中医辨治重症肌无力、冠状动脉粥样硬化性心脏病（冠心病）、高血压等疾病，极力倡导"简、便、廉、验"原则，创制五灵止痛散、强肌健力胶囊、冠心止痛膏等制剂。创新中医五脏相关学说、痰瘀相关理论，发扬脾胃学说，倡导寒温融合论治发热病；开辟岭南地域医学流派的研究先河；牵头中医诊断学学科建设，集成传统诊法与辨证撰写《中医诊断学》。他倾心中医教育，创新师承教育模式，倡导名师带徒，设立邓铁涛奖学金、邓铁涛基金，矢志培养铁杆中医。他一生为中医的前途命运奔走呐喊，每每在中医发展的关键时刻建言献策，曾五次上书中央，为振兴中医药事业做出了巨大的贡献。曾获得国家科学技术进步奖二等奖、广东省"南粤杰出教师"特等奖、"中医药抗击非典特殊贡献奖"、"王定一杯"中医药国际贡献奖、中华中医药学会终身成就奖等奖项。2019年9月，荣获人力资源和社会保障部、国家卫生健康委员会、国家中医药管理局颁布的"全国中医药杰出贡献奖"。

邓铁涛毕生发表学术论文200余篇，第一篇论文可追溯至1950年。出版学术著作42种，以1981年的《学说探讨与临证》为最早。代表著作有《学说探讨与临证》《耕耘集》《邓铁涛临床经验辑要》《中医诊断学》《中医学新编》《中国医学通史·近代卷》《邓铁涛医集》《邓铁涛医学文集》《邓铁涛医话集》等。

第一节

临床大家

一、攻关疑难病重症肌无力

重症肌无力的治疗是世界性难题，病情反复是该病的最大特点。1986年邓铁涛承担"七五"国家重点科技攻关项目——"重症肌无力的临床及实验研究"。他提出"脾胃虚损，五脏相关"理论，总结并制订"强肌健力，补脾益损"治疗方案，研制强肌健力系列制剂。经过五年艰苦的临床研究工作，该学术成果于1991年1月通过国家中医药管理局组织的技术鉴定。在鉴定委员会的7名成员中，北京协和医院神经科的许贤豪教授、广州呼吸病研究所的钟南山院士都是我国西医界的著名专家。中医治疗重症肌无力的效果得到鉴定委员会的充分肯定。研究成果获得国家科学技术进步奖二等奖，治疗方案至今仍有效指导临床。

1999—2004年，邓铁涛学术团队在广州中医药大学第一附属医院（一附院）采用中西医结合诊疗方法抢救重症肌无力危象患者26例，全部治愈出院。邓铁涛从1994年开始研制强肌健力口服液制剂，解决给药途径、容量、通道等临床难题，从而提高疗效。

二、创新冠状动脉粥样硬化性心脏病诊疗经验

20世纪70年代，邓铁涛总结了中医气血痰瘀理论，该理论经临床运用和实践，对指导心脑血管疾病的防治工作具有重要意义。邓铁涛采用益气除痰佐以化瘀的方药治疗冠心病患者100例，总有效率达95%。其后撰写的《冠心病辨证论治》一文，发表于《中华内科杂志》1977年第1期，产生了深远的影响。

邓铁涛认为，冠心病属本虚标实之证，本虚是心气（阳）或心阴虚，标实为痰浊或痰瘀互结。北方冠心病多属标实，以瘀血患者为多，治宜活血化瘀；岭南多属气虚或气阴不足，以气虚痰浊型为多，治宜益气除痰。

心绞痛也是临床治疗冠心病需要面对的难题。邓铁涛献出祖传验方——五灵止痛散。五灵止痛散服食方便，起效迅速，为邓氏医学传家宝之一。该方之分量和配伍是他经过半个世纪的临床摸索而确定的。该药于1984年通过技术鉴定后成为国家中药三类新药，他把研究成果转让给广州中药三厂，又把5万元技术转让费全部捐献给中华中医药学会。

三、辨治热病理法圆融

20世纪40—50年代，邓铁涛运用伤寒温病理论有效防治"流行性乙型脑炎（乙脑）""流行性脑脊髓膜炎（流脑）""流行性感冒（流感）"等，积累了丰富的临床经验，随后结合教学需要，编著《温病专题讲座》共12讲。其总结提

炼的"寒温融合"防治瘟疫理论至今仍有效地指导流行性传染性热病的防治工作。

2003年突发严重急性呼吸综合征（非典），邓铁涛号召中医及早介入防治非典，并躬身实践，指导中青年医师查房和辨证用药。邓铁涛提出战胜非典有个"武器库"，并撰写《论中医诊治非典》一文。他回顾一附院抗击非典的经历，总结为"四个零"："患者零死亡、零转院""院内零感染""患者零后遗症"。

邓铁涛认为："中医不只是与病毒对抗，而是既注意祛邪，又注意调护患者的正气，并使邪有出路。"因此，他反复强调："防治流感是中医强项。"

四、治疗杂病经验丰富

邓铁涛临床诊治病种范围广，如《邓铁涛医案与研究》记载和涉及病种63类，包括运动神经元疾病、硬皮病、系统性红斑狼疮、帕金森综合征、高血压病、慢性胃炎、肝硬化、胆结石、泌尿系感染、肾病、糖尿病、乙脑、一氧化碳中毒、子宫肌瘤、阑尾炎、脑挫伤、非典等。运动神经元疾病为神经科绝症，邓铁涛以中医为主要疗法，改善了患者的生存质量，疗效确切，吸引了大批国内外患者前来就诊。

邓铁涛的用药经验丰富，岭南特色鲜明。他推广使用的岭南道地药材——五指毛桃（五爪金龙）被正式收录于《中国药典》。该药大量的临床运用，带动了地产药材资源的产业化。

邓铁涛创制效验方多达60余首，灵活运用外治法、非药物疗法，"简、便、廉、验"特色突出。

第二节

学术大师

邓铁涛提出中医五脏相关学说，经论证成为国家重点基础研究发展计划（973计划）中医理论研究专项；探讨气血痰瘀的关系及其理论，研究中医诊法与建设中医诊断学学科教材，开拓岭南地域性医学研究领域，躬身实践中医近代史研究，都是孜孜不倦地追求中医学术所取得的成果。

一、创新中医"五脏相关学说"

1961年邓铁涛首次提出"五脏相关学说"，历经半个世纪的研究，2005年被列入国家重点基础研究发展计划（973计划）中医理论研究专项，成为学科前沿课题；89岁高龄的邓铁涛受聘为973计划中医理论基础研究专项首席科学家、中医理论基础研究专项专家组组长。

2007年10月8日，邓铁涛点评"五脏相关学说"，写出如下文字：

"五脏相关学说"，乃中医理论核心之一的"五行学说"的继承与发展。

"五脏相关学说"处于世界科学将从以"原子论"为中心的时代走向以"系统论"为方向的时代，它在世界医学的平台上是医学上的创新。因为"五脏相关学说"可以说是"中医的系统论"，是中国医学理论的"整体论"。

……

"五脏相关学说"，既继承于"五行学说"，又根据历代医学家在临床实践中加以发展与修正，又经过数十年与临床相结合而提出。

2010年，邓铁涛提交的《973计划中医理论基础研究重大科学问题建议》写道：我们站在以西医学为主流医学的角度看中医，中医是我国的另一个主流医学。这一主流医学，为世界所无，因此对中医学之研究，应把中医学之基础理论看成是尖端科学之研究，因为中医之理论站在世界医学之宏观医学之前沿。

……中医药能够诊治未见过的疾病，如非典与防治航天运动病；最近对甲流的防治又收到"简、便、廉、验"的效果。这都与中医的系统理论分不开。

中医宏观医学理论基础，除了五行五脏相关之外，还包括：人与天地相应、阴阳、脏象、气血、津液、气化、经络、四诊、八纲、八法、中药之升降浮沉、方剂组方之原理等。

建设创新型国家，实现中华民族的伟大复兴，需要中医在科技创新方面有所突破……

二、中医诊法传承与教材建设

中医古代有"四诊"等诊法专著，未有诊断学专科。20世纪50—60年代，邓铁涛提出把中医诊法和历代散在的辨证理论这两大内容提取出来，并加以整合，以形成独立的系统化的"中医诊断学"。1956年他成功主编《中医诊断学》第一版全国通用教材，中医诊断学逐渐成为专门的学科。此后他又成功主编第二版、第五版《中医诊断学》教材及高等教育参考书，产生了深远的影响。

全国中医院校《中医诊断学讲义》第二版教材，共16万字，1964年2月由上海科学技术出版社出版。1976年日本学者松本克彦将《中医诊断学》第二版教材翻译成日文版《中医临床参考丛书·中医诊断学》。1988年，由邓铁涛主编、有研究性质之《实用中医诊断学》由上海科学技术出版社正式出版。该书引起英国丘吉尔利文斯通出版社的重视，1999年由玛丽尔·艾吉尔全文翻译出版。

邓铁涛教授在2010年回忆说明：

"清代的医学教材就是《医宗金鉴》，它只有《四诊心法要诀》讲中医诊断，即望闻问切四诊。其实中医的要点还是在辨证论治，四诊资料的收集是一部分，分析这些资料和判断更重要。

我写的教材都有诊法的运用，就是辨证，有八纲辨证，又有六经、卫气营血、三焦辨证，还有脏腑辨证、经络辨证等。我的诊断学跟前人不同，我把中医本来有的辨证这一块内容，挪过来，突出来，这是我的一个发明创造。"

三、开创岭南医学研究先河

1986年，邓铁涛提出发展岭南医学流派。他在主持中华医史学会广东分会的过程中大力倡导岭南医学之研究，后来广东省中医药局提倡岭南医学，建设岭南医学研究中心，出版岭南医学丛书，他起了带头领军的作用。

1988年邓铁涛在岭南医学研讨会总结发言：

"医学研究不能脱离地理环境、社会环境、个人体质，应该因时、因地、因人制宜地去研究疾病和治疗疾病。我国幅员辽阔，由于地理环境的差异和历史上开发的先后，各个地区的情况千差万别，医学发展也表现出明显的不平衡性，岭南医学就有地方与时代的特色。"

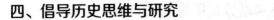

四、倡导历史思维与研究

"作为中国人，对中国历史，特别是近代史必须细读谨记，才会奋发图强。中医的近代史也是一部使人心酸的学术史！必须熟知，以史为鉴才会明白中医学术兴废继绝的责任之重大。把历史的重担变成动力，没有这种动力的人，会视中医药的存废与己无关，就不会坚决为中医之振兴贡献自己的一切。"

第三节

教育学家

提倡名师带徒，抢救中医学术，是邓铁涛在中医高级人才培养方面的独到做法和见解。1990年首届全国继承老中医药专家学术经验继承工作拜师大会在北京人民大会堂隆重举行。他代表500位老中医致辞，提出一个响亮的口号：

"学我者必须超过我！继承是手段，振兴中医、发展中医，为中国人民和世界人民的健康服务，走在世界前头才是我们的共同目的。"

一、指明中医教育之目的

"培养铁杆中医以振兴中医。"（2006年1月）

"为人类的健康育天下之英才。"（2006年11月）

二、概括中医教育指导思想

"四大经典是根，各家学说是本，临床实践是生命线，仁心仁术乃医之灵魂，发掘宝库与新技术革命相结合是自主创新的大方向。"（2008年4月）

三、中医教育方法论

"读经典，跟名师，多临床，多思考，多研究，善总结，以创新。"（2010年1月）

院校教育立足培根铸魂：

"中医教育首先要着力给学子们铸造'医魂'，要把热爱中华文化、热爱中医事业的热忱传承给一代代中医学子，如不铸造医魂，只传授些技术，最终是不会培养出优秀中医学子的。"

1986年11月12日，邓铁涛与广州中医学院一九八二级同学共勉：

"历尽劫难的中医学，20世纪80年代已重新站在腾飞的起点上，正需要一大批有真才实学的青年做振兴中医的先锋，这些先锋对中医学有执着的爱，掌握中医的系统理论，能用中医药为人民解除疾苦，有科学之头脑，有广博之知识，决心利用新技术以发展中医学，并在发展中医学中又反过来发展新技术。这并不是高不可攀的，就怕决心不大、骨头不硬、方向不明，对祖国、对社会主义、对几千年岐黄之术没有炽热的爱。"

中医师承教育不可或缺。2001年4月20日，12位国家级名老中医收广东省中医院24位业务骨干为徒，24位徒弟又分别带7年制硕士生，以"集体带，带集体"方式授徒，此举影响深远，开创现代学校教育与传统中医带徒教育结合之新风。

第四节

中医发展战略家

新中国百业待兴之际，邓铁涛便旗帜鲜明地曰"新中国需要新中医"。此后数十年，围绕"如何研究整理中医学遗产""什么是中医学理论的核心"等课题，如同哲学家研究人生终极问题，邓铁涛不但回答了"怎样正确认识中医"，而且探寻、开拓、引领"中医之路"，筑梦展望"中医与未来医学"，每每建言献策"为中医药发展架设高速路"，素有中医学思想家、战略家之美誉。

一、中医之路问道者

中医学是什么？

"中医学是中华文化之瑰宝。中医学是以人为本，有五千多岁的，不断在发展的又仍然年轻的健康医学，它不仅仅是疾病医学。

中医学是文化。所以学中医，既要有中医学的精深，又必须有广博之知识。"

二、中医前途开拓者

邓铁涛指出中医的科学发展观，即"四大经典是根，各家学说是本，临床实践是生命线，仁心仁术乃医之灵魂，发掘宝库与新技术革命相结合是自主创新的大方向"。

他也提出"上工治未病——医之战略":

"随着我国进入老龄化社会,心脑血管疾病、肿瘤及呼吸系统疾病的发生率显著增高,治疗这些疾病的医疗费用也呈高速增长态势。我们在进一步提高疾病诊治水平的同时,更要将视点前移,把关注的重点放在预防上面。

治未病就是将健康战线前移,重视预防保健,以提高生命质量,追求高品质的长寿。

要认识到中医治未病学术思想的积极向上,相比起容易给人带来心理负担的亚健康理念,治未病思想要高明得多。"(邓铁涛2004年)

邓铁涛会诊危重症患者时,总是把解决医疗费用过高问题作为意见之一,评判疗效时总是倾听患者及家属的意见。他多次为危重症患儿垫钱开药。身边的医务人员也从邓铁涛身上看到了"大医精诚",懂得了"医乃仁术"。他仁爱宽厚,对待患者感同身受,悉心救治,有大医之风。正如他所总结和倡导的:"上工治未病乃医之上策,仁心仁术乃医之灵魂。"

三、未来医学筑梦者

中医学前途远大光明。邓铁涛展望"在21世纪中医学是大有作为的,中医不仅是现代化社会所必需,而且是后现代医学的重要组成部分":

(1)"仁心仁术"是未来医学的最高精神境界。

(2)医学模式将向"人天观"发展。

(3)养生重于治病。

(4)未来医学之路:中西医学全面而平等地合作,前途是光明的,共同创造未来的医学,为人类的健康与幸福做出更大的贡献。

人类对健康的要求，展望未来，应该是：

（1）人类将摆脱化学药品的副作用，摆脱创伤性的检查及治疗技术带来的痛苦与后遗症。

（2）实行"上工治未病"，医学将以养生保健为中心，使人们生活得更愉快、舒适、潇洒。

（3）医学将以"保健园"的形式，逐步取代医院的主要地位，医院将成为辅助机构。

（4）医学从人体的健康需求上升到精神世界的美好境界。医学、文学、美术、书法、音乐、歌舞、美食、药膳、气功、武术……成为"保健园"的重要组成部分。

（5）要保证人人有卫生保健的民主权利，要求医药必须"简、便、廉、验"，而不是天文数字的医药费开支。

（6）艾滋病、癌症、疟疾、心脑血管病……之攻克，要靠回归自然，要靠绿色医学革命的发展。

四、中医事业卫道者

邓铁涛对中医事业一片赤诚，他铁肩卫道，明辨是非，每每在中医药事业发展的关键时刻，写下一篇又一篇战斗檄文。

邓铁涛于1950年5月发表《评所谓"改造中医方案"》，反对把中医改造为西医"医佐"。1950年8月发表《新中国需要新中医》，因当时中南卫生部对中医院校上报的教学大纲做出"勿需培养新中医"批示。

邓铁涛以他集中医临床家、教育家、理论家与战略家于一身的影响力，多次独自或牵头上书，建言献策，五度上书中央。1984年3月18日写给徐向前："发展传统中医药已明文写入宪法，但我们失去的宝贵时间太多了，必须采取果断的措施，使之早日复兴。"

1990年中央计划精简机构，邓铁涛、方药中、何任、路志正、焦树德、张琪、步玉如、任继学8位全国著名中医药专家上书中央"国家中医药管理局的职能只能增加，不要削弱"。同年10月9日得到答复：同意加强国家中医药管理局管理全国中医药工作的职能。这就是著名的中医界"八老上书"事件。1998年全国刮起了"西医院校合并中医院校"风潮。同年8月11日"八老"再次联名上书：中医药是一个很有前途的知识经济领域，千万不可等闲视之；中医小，西医大，改革绝不能"抓大放小"。邓铁涛两回牵头上书，影响深远，青史留芳。

五、中医发展领军人

2003年第219次香山科学会议，邓铁涛主题评述报告呼吁："为中医药发展架设高速公路。"

"21世纪的中医药学将以崭新的面貌出现在世界科学之林。但这必须得到政府的大力支持，为中医药架设一条发展的高速公路。"

"铁涛理想"是"有一支可以持续发展的队伍"。从具体学术发展看，邓铁涛自己开辟多个研究领域，如五脏相关学说、脾胃学说、中国医学史、岭南医学、中医诊断学、神经肌肉病诊治、心血管病诊治七大方面。在各项研究中均起着引领作用，指明研究方向并构建研究的基本框架，而具体的研究内容则多由学生完成，已在多个领域形成学科、专科人才队伍。正如章太炎在《与恽铁樵书》中曰："从来提倡学术者，但指示方向，使人不迷，开通道路，使人得入而已。转精转密，往往在其门下与夫闻风私淑之人，则今时虽有未周，不足虑也。"

邓铁涛号召"学我者必须超过我"。他说："要求研究生在三五年内在学术上全面超过老师，那是不可能的，但在某一课题领域之内奋斗三五年超过老师，这是可能的而且是应该的。"

"中医学术发展的道路中央已指出来了，彷徨几十年的中医可以说已走在大路上，就看现代中医、西学中和有志于研究中医的其他科学家们的努力了。

中医学的前途有如万里云天，远大光明，我们的责任，任重而道远……"

第五节

中医文化使者

2004年邓铁涛发表《21世纪——中医药学走向世界之契机》，文章指出：

中医药学是中华文化的瑰宝，发扬中医药学可以造福全人类。

中华文化之大发展始于战国时代，如果说今天是"世界战国时代"的话，可以预计中华文化的爆炸式新发展将起始于21世纪，中医药学的发展亦将同步。

过去，自从鸦片战争后人们失去了对本国文化的信心，而在21世纪，必须对优秀的中华文化重新树立信心并加以发扬，造福世界人民，这是中国的责任。

邓铁涛指明中医学是中华文化之瑰宝；呼吁重拾"文化自信"，勇担发扬之责任；指明中医药可以造福全人类；提出

"与世界双向接轨"。

说到国际交流，特别是科学领域的交流合作，目前流行的一个口号——"向世界接轨"应予改正。该口号应改为"中华文化与世界文化双向接轨"，简称"与世界双向接轨"。

什么都向世界接轨的话就会使自己处于从属地位了。21世纪是重新评价中华文化，发掘中华优秀文化的时期，世界文化的发展不能缺少中华文化的参与，东西方文化是互补性很强的两种文化，我们不应妄自菲薄，使中华文化处于"自我从属"的地位。

"21世纪是中华文化的世纪，是中医腾飞的世纪！"

这是邓铁涛的文化自信，更是邓铁涛的文化宣言。

这是邓铁涛矢志不渝的坚定信念，更是邓铁涛为之终生奋斗的中医梦。

第一章

国医大师邓铁涛传

第一节

邓铁涛自传[①]

　　我生于中医家庭，先父名梦觉，毕生业医。自幼目睹中医药能为人们解除疾苦，乃有志于医学，及长就读于广东中医药专门学校，学习五年，为中医学打下了基础。毕业时（1937年）正是中医备受压迫摧残之秋，国民党勒令我校改名为"中医学社"。在这样的环境下，中医出路何在？当时有人提出"中医科学化"的口号，乃为众人所接受。提出这一口号的是广东谭次仲先生、上海恽铁樵先生与陆渊雷先生等，他们正进行这方面的工作，这些前辈的著作，对我的思想有过一定的影响。

　　中医科学化，如何化？限于20世纪30年代的历史条件，这些老前辈在学术研究上没有新的突破，只能说是唐容川等"中西汇通"思想的进一步发展，并在中医学术界提出了新的问题，以图找寻出路。阅读这方面的著作，体会到中医不能停滞不前，但要发扬中医，不是少数人所能做得到的。有了目标，还要有方法，要万众一心，同心协力才能成功。在旧社会，纵使想得高、想得远，但糊口问题，却往往占诸首位，要实现理想诚非易事。在这样的环境和条件下，当时的前辈学者实在无

---

① 邓铁涛：《万里云天万里路》，《山东中医杂志》1982年第6期357-359页。

法找到真正的出路，就更不用说年轻一辈了。

正值思想彷徨之际，又逢日本侵华铁蹄蹂躏，先避大轰炸于乡，继而避难于香港。国家存亡成了思想上的重担。在救亡运动、进步文化的影响下，我开始接触马列主义和毛泽东同志的著作，啃了一点唯物辩证法。虽然学得既困难又肤浅，但我深深觉得辩证唯物主义和历史唯物主义，对学习、钻研中医学有很大的帮助。同时发现中医学中有不少理论符合辩证唯物主义的内涵，从而增强了我为中医学而献身的信心与决心。

先父在学术上，对"伤寒""温病"两派无所偏执。他几十岁了，经常把背诵《黄帝内经》作为一种乐趣。由于广东地处南方，湿热为病最多，所以在临证上，使用温病派的方药较多。他对吴鞠通、王孟英及唐容川的著作相当重视，同代人中比较敬崇张锡纯先生。因此我对这些著作也较为重视。他主张我多跟师临证，因此在读医专时我自找实习门路，前后跟随了几位不同派别、各种专长的老前辈实习。虽然那时所谓的实习，只是站在老师座后的"侍诊"，还比不上今天的见习，但应该说仍然是颇有收获的。见老师用过的方药，自己就敢用，做到心中有数。如亲见家父使用张仲景治产后腹痛的枳实芍药散，治愈一例需注射吗啡才能止痛几小时，药力过后复剧痛的产妇，才体会到这个既简单而又不属于止痛之剂的药散，确有惊人的效果。有些经验是老师们自己摸索出来的，如陈月樵先生治小儿好用"夜游虫"（蟑螂），其祛痰熄风之功甚妙。我通过学习、跟师、临证，深深体会到中医这个伟大宝库有三大构成部分：一是浩如烟海的中医典籍；二是在中医尤其是老中医脑海里的宝贵学识与丰富经验；三是在广大人民群众之中的秘方验方。

自己临证实践后，虽然日积月累，有些收获。但对我来说，学术钻研的真正开始，是在1949年以后。1949年后我较早从事中医教育工作，对交给自己的教学任务从不推托或挑三拣四，故先后任教的科目有好几科，教学相长。正如前人所比喻的："你给学生一壶水，自己必须有一桶水。"长时间的教学，迫使自己不断学习，不断汲取营养，在理论上日渐有些收获，从而可以在前人的基础上，提出一些自己还不成熟的见解。如伤寒派与温病派之争已二三百年，当我在中医进修学校教"温病之研究"时，翻阅了不少文献，试以历史唯物主义的观点来分析这些文献，初步认为：两派的争论，是历史发展的必然，但温病学派实在是伤寒学派的继续发展，两者的理论与经验都是宝贵的，不应继续互相排斥。这一浅见曾得到一些同志的认可。

理论上有所收益，对于自己来说只是得到一半，更重要的另一半是实践。指导不了实践的理论、实践证明不了的理论，是空头理论，或只是"设想"而已。虽然自己几十年来，从未中断过临证治病，但真正给自己以较大锻炼的是1960年，我和几位教师与一九五九届高研班几十位学员到中国人民解放军第一五七医院（157医院）协作搞"脾胃学说研究"，那是一段值得怀念的日子。在那里有机会参与危重症患者的抢救工作。该院谢旺政委十分支持中医药的治疗，决定患者开不开刀，往往要征求中医的意见，并尊重中医的意见。这使我们有机会和该院的医护同志一起，为了坚持中医为主的治疗，度过了无数个捏着汗守护在危重症患者床边的日日夜夜。当时和"西学中"的同志还一起进行了一些实验研究。时间虽然只有一年多，但是对我来说是十分宝贵的。因为1949年以前医院甚少，床位更少，中医抢救危重症患者是在患者的"家庭病床"边进行的，那时中医仍有机会救治危重症。1949年后，医院增加很快，但病床99％是由西医主管的，中医只有会诊的机会，主管权不在自己手上，我们自己的附属医院病床又少得可怜，中医已失去抢救危重症患者的机会。在157医院不同，救治危重症患者的决定权最少也有50％，有时达75％。因为当时的确用中医药解决了一些难以解决的问题，取得了医院的信任与支持。如一个急腹痛的患者，用了阿托品等药物治疗无效，由于诊断未明不敢用吗啡类止痛药。一位教师却为之一针而愈。又如一肠套叠已三天的患儿，经用中药及针灸也治愈了。在这样的条件下，中医会受到考验与锻炼。我深深地体会到，中医学的发展必须在理论研究整理的同时，不断提高中医药的治疗水平，如果只有理论，而不能用中医药的办法去解除患者的痛苦，中医学便有日渐消亡的危险。但可叹的是中医学院的附属医院病床既少、设备也简陋，从1978年以后，才有些改进，但进展仍慢。

学医后感到自己文化基础薄弱，遂饥不择食地看书，文史哲及其他自然科学知识等书都看，课外读书杂乱而无计划，贪多嚼不烂，花费了一些时间，但自己摸索着走路，以付出光阴作为代价，初步养成自学的信心与习惯，还是值得的。读书乱不好，但读书杂有好处，今天我仍然认为，知识面既要有深度，也要有广度。积累知识好比建筑金字塔，底宽顶尖，乃能巍然屹立。我们是社会上的一员，不能脱离社会而独立，除了医学领域之外，还有人生其他思想活动的领域。知识的广度可以使我们视野开阔，能帮助我们克服保守思想，能推动专业知识的深化与发展，文学、艺术使我们接触时代的脉搏与生活气息，因此在业医之余，也就成了我的爱好。

《黄帝内经》《黄帝八十一难经》《伤寒论》《金匮要略》等古典医籍，经过反复多次的实践与教学，我对它们价值的认识不断加深，这些著作的重要性是大家所公认的，就不细说了。《黄帝内经》这一古典著作这么重要，说明我国医学源远流长，没有医学史的知识，不足以了解几千年来的成就与发展。因此，我对医学史有兴趣，而医学史又和中国通史息息相关。中学时代的历史知识远远不够，不得不涉猎一些通史。《黄帝内经》充满哲理，其理论的产生和古代哲学有血缘关系。金元时期我国医学的争鸣亦与当代哲学上的争论有直接和间接的关系。《四库全书总目提要》说得简要而又深刻："儒之门户分于宋，医之门户分于金元。"儒与医前后并论是有根据的，从而促使自己去读一些中国哲学思想史。当然，对通史、哲学思想史的认识至今仍属门外汉，但我认为这是要列入自己学习领域之内的必修学科。

针灸与按摩，我学得很肤浅，但对于治疗危重症，有时却能收到出乎意料的效果。目前中医讲究分科，有利于深入发掘与钻研，这是好的方面，但不宜绝对化。我认为一般中医都应懂得针灸与按摩，因为这些治疗手段在临床各科都有其适应证。特别是它十分方便，我曾在路边用按摩方法救治过昏厥的患者，曾用梅花针抢救过大吐血的患者，用艾灸隐白、大敦穴救治过产后大出血的患者。遗憾的是我对这两科还未登堂入室。

各家学说这门学科，设立得很好。我担任过该科的教师，对其中一些名家学说作了初步的探讨，并在临证时加以验证，这方面的收益是比较大的。有些名家的一家之言，应该拿到临床中去验证，不能草率地批判抛弃。一家之言，有些好像是一块璞玉，经过加工，晶莹乃见。例如，李东垣之阴火论，张景岳曾给以严厉的批评。但李氏治阴火之法，是值得重视的，而且其源实出于张仲景，只是说理上有些失当之处。至于有人说他的"甘温除热法"是骗人的，这只因批评者自己缺乏经验。

一家学说，往往是其毕生学术经验的总结，宜把重点放在吸取其所长上，才能有更大的收益。批判前人所短正其谬误，不能说不需要，但应持审慎态度，并应注意其所处之时代背景。对于前人学说，辩证地给予正确的评价，也是今天应做的工作。历代医家学说是值得发掘的大宝藏。回顾自己这方面的工作实在做得很不够。

中医学术发展的道路中央已指出来了，彷徨几十年的中医可以说已走在大路上，就看现代中医、西学中和有志于研究中医的其他科学家们的努力了。

中医学的前途有如万里云天，远大光明，我们的责任，任重而道远，故以"万里云天万里路"为题。

第二节

人民的中医学家①

一、家学赐才，铁涛立志

1916年农历十月十一日，邓铁涛出生于广东省开平县钱岗乡石蛟村。祖父给他起名"锡才"，锡字通"赐"，寓意才华天成、财运亨通。邓家祖籍河南南阳，祖父经营中药，父亲邓梦觉（1886—1939年）善治温病。邓铁涛自幼侍诊父侧，亲见父亲用中医解危救难，乃从小立志悬壶济世。

---

① 国家卫生健康委干部培训中心：《人民的中医学家——邓铁涛》，载《百年卫生红色传承》，中国人口出版社，2021，第635–641页。

1932年，初中未毕业的邓锡才便考上了广东中医药专门学校——由广州中医知名人士暨省港药材行共同创办的五年全日制中医药专科学校。邓锡才读书时涉猎甚广，除了医学、自然科学，文史哲学科亦兼收并蓄，课余则遵照父亲"早临证，重跟师"的主张，先后跟了几位不同派别的老前辈实习。上学期间，邓锡才参加了中医师资格考试并取得第三名的好成绩。报考时他觉得"锡才"二字俗气，决意改名为"铁涛"。

1937年民国政府教育部勒令中医学校改称"中医学社"，不得以学校名义招生及颁发毕业证书。邓铁涛正好是这一届的毕业生，他决然拒绝领取加盖"学社"印章的毕业证书，以示抗议。思想彷徨之际，又逢日本侵华，在救亡运动、进步文化的影响下，他开始接触马列主义和毛泽东同志的著作。邓铁涛发现辩证唯物主义和历史唯物主义对学习、钻研中医学有很大的帮助，同时发现中医理论大多符合辩证唯物主义的内涵，更加坚定了他为中医学而献身的信心与决心。

二、身系家国，铸梦中医

1938年日本飞机轰炸广州，邓铁涛和家人避难于香港。其间，他与同学康北海等四人创办中医夜大——"南国新中医学院"。第二年邓梦觉不幸病逝，邓铁涛接替父亲在香港南昌街芝兰堂坐堂应诊。开业不到半年，邓铁涛便小有名气。彼时，树仁中学女教师林玉芹与邓铁涛相爱，两人于1940年结婚。1939年6月中华全国文艺界抗敌协会香港分会成立，同时成立"文艺通讯社"，宣传共产党的抗战主张，为共产党的外围组织。邓铁涛参加了文艺通讯社，以"邓天漫"作为笔名撰写针砭时弊的社论文章。

1941年12月香港不幸沦陷。邓铁涛携家人回到广州，日常在太平南路药材店坐堂应诊。谭军（邓铁涛香港文艺通讯社的好友，受其激励参加东江纵队）奉东江纵队司令部之命找他做地下交通员。邓铁涛慨然允诺，他以医生职业做掩护，经常与东江纵队派来的同志上街购买游击区急需的各种物资，先存放在邓家，然后待游击队派人取走。东江纵队委派彭会和他单线联系。邓铁涛还启发药材行一位叫冯杲的少东家阅读进步书籍，动员他参加交通站工作。若干年后，彭会在《关于东江纵队驻广州地下交通站的回忆》一文中回忆说："东江纵队司令部一位女同志交给我两个关系：一位是中医师邓铁涛，他在太平南路一家中药店替人看病抓药；另一位姓冯，他家在十三行开药材行。经请示后，我们又将这两处作为联络点，因为看病和抓药更便于接头。"1945年8月抗战胜利，1946年东江纵队奉命北撤烟台，邓铁涛与彭会联系中断。此后，他辗转于武汉、广州为人诊疾治病。

1949年10月广州解放。1950年1月邓铁涛应聘回母校广东中医药专门学校任教，同年7月出任教务处主任。此后，该校更名广东省中医进修学校，邓铁涛仍担任教务处主任。这段时间也是中医困难的历史时期，当时主持中央卫生工作的某些同志错误地认为中医是封建医术。1950年5月邓铁涛发表《评所谓"改造中医方案"》，反对把中医改造成西医"医佐"。1950年6月，中南局主管卫生工作的某领导在《广东中医药专科学校教学大纲草案》上批语："勿需培养新中医。"知悉此事，邓铁涛随即撰写《新中国需要新中医》据理力争，他写道："中医教育是党和人民教育事业的一部分，新中国需要培养新一代中医才符合国家需要！"

1951年发生了一件影响邓铁涛一生的重要事情。久别多年的彭会特意寻找到邓铁涛，两人见面时四手紧握，共同回忆起地下交通站抗战的峥嵘岁月，百感交集，激动不已。彭会说："当年你没能赶上参加武装斗争，如今全国开展土地改革，建议你参加土地改革，这种锻炼对知识分子十分重要。"邓铁涛渴望进步的热情不减当年，回家与妻子商量，由林玉芹一人承担起照料家庭，养育两个儿子的重任。邓铁涛被编入广州市政协委员会新会土地改革第一队，身份是"开业中医"，是队中唯一的中医。邓铁涛来到新会县睦洲区，坚持了两年艰苦岁月，身上总背着一只药箱，一边开展土地改革动员，一边为农民治病；直到土地改革胜利结束，他也成长为土地改革工作队队长。

回忆从阅读进步书刊到参加土地改革的历程，邓铁涛说："这些经历使我亲身体验到了中国农民的苦难，开阔了视野，我的心从中医扩大到国家民族，扩大到整个世界。"1958年12月邓铁涛加入中国共产党，从此把自己与党和国家的中医事业紧密地结合在一起。

三、创新理论，攻关疑难

20世纪50年代初，乙脑等传染性疾病流行。邓铁涛成功运用中医伤寒和温病的理论取得确切疗效，公开发表的论著，如《温病学说的发生与成长》等也引起学术界重视，特别是"伤寒孕育温病、温病发展伤寒"的论点得到当时著名医家时逸人首肯。他还运用针灸、中药及外敷治疗阑尾炎，打破了西医必须24小时内进行手术切除的定论。

中医自古只讲望闻问切四诊，未有系统的"诊断学"。中医高等教育开展之初，邓铁涛被委任主编《中医诊断学》第一版全国通用教材。他认为辨证才是中医诊断之特色与精华，乃把散在历代古籍的诊法内容和各家辨证体系加以整合，构建起系统的中医诊断学。其1984年主编的第五版教材至今仍被师生广泛使用。

1959年邓铁涛带领"西医学习中医高研班"81名学员入住157医院，开展脾胃学说应用研究。教研期间，邓铁涛屡次展示了中医的急救能力。一位不完全性肠梗阻的青年战士，肠鸣音消失，主治医生问邓铁涛是否立即手术，邓铁涛前往诊察，患者腹痛拒按，但舌诊见剥苔下有新苔生长，诊为大肠腑实证，处方大承气汤保留灌肠，随后梗阻解除。一名5个月的婴儿确诊肠套叠，邓铁涛以蜜糖水灌肠，并在腹部肠形包块处叩击梅花针，其后粪便自肛门排出，患婴安静入睡，免去一刀之苦。邓铁涛不但出色地完成了教学任务，还带动157医院开展中西医结合工作，班长靳士英因此代表医院在北京得到周恩来总理接见。"那是一段值得怀念的日子……我们……度过了无数个捏着汗守护在危重症患者床边的日日夜夜。"邓铁涛逐渐形成对内伤杂病首重脾胃，对虚损痿病重视升阳益气，对内伤发热善用甘温除大热的学术特色。

20世纪70年代，邓铁涛组织广州中医学院开展冠心病辨证论治研究。通过临床观察，发现中医对冠心病等心脑血管疾病的防治均有确切的临床指导意义。临床调查发现，岭南地区冠心病患者以气虚痰浊多见，邓铁涛以益气除痰佐以化瘀的方药治疗冠心病患者100例，总有效率达95%。他撰写的《冠心病辨证论治》发表于《中华内科杂志》，产生了深远的影响。心绞痛是冠心病需要面对的临床难题。1981年邓铁涛献出祖传验方五灵止痛散。该药有镇痛解痉的作用，因服食方便，起效迅速，1984年8月通过技术鉴定，成为中药三类新药。邓铁涛把成果转让给广州中药三厂，技术转让费5万元全部捐献给中华中医药学会。

1961年，关于如何整理研究中医学遗产，邓铁涛撰文首先提出"五脏相关学说"的研究课题。1988年明确提出以"五脏相关学说"取代五行学说。他说："五脏的关系不是在书斋里想出来的，而是中医在长期临床实践中总结出来的；其实人们天天在用五脏相关的思维；可以说是日用而不知。"2005年7月，89岁高龄的邓铁涛出任国家重点基础研究发展计划（973计划）的首席科学家，将中医五脏相关学说等理论再一次推向学术前沿。在临床实践中，邓铁涛运用五脏相关学说指导重症肌无力的辨证论治研究最为深入，临床效验显著，受益者众多。自1986年10月起，邓铁涛承担国家科委"七五"国家重点科技攻关项目——"重症肌无力的临床及实验研究"。经过五年的艰苦工作，课题顺利通过了国家中医药管理局组织的技术鉴定，1992年获得国家科学技术进步奖二等奖。

2002年末，一种前所未闻的传染病突袭广东。2003年1月，广东省中医院一位护士长确诊非典，其丈夫急请老师邓铁涛指导，最后以中医为主的救治方案取得成功。同年4月香港疫情危急，广东调派林琳和杨志敏两位青年专家驰援，邓铁涛和周仲瑛、颜德馨等老中医远程电话指导，成为她们的坚强后盾。邓铁涛一方面写信给南行广州的时任总书记胡锦涛，建言应允许中医及时介入抗击非典，一方面发表文章《论中医诊治非典》，系统阐明中医没有微生物学说却能防治传染性疾病的原因，也为抗击疫情提供了中医方案，成为全国中医抗疫的战斗檄文。

四、培根铸魂，牵头带徒

新中国给中医学带来了新希望，中医药高等院校的开设，使中医传承乏人乏术的窘境迎来了转机，但借鉴西方医学的学科建设，又往往使得中医学如无根之木，成长乏力。邓铁涛目光如炬，他认为中医教育首先要着力给学子们铸造"医魂"，要把热爱中华文化、热爱中医事业的热忱传承给一代代中医学子，如不铸造医魂，只传授些技术，最终是不会培养出优秀中医学子的。因此，他从未停止过对青年学生思想的启迪，如给一九八二级本科班同学的信，他写道："历尽劫难的中医学，20世纪80年代已重新站在腾飞的起点上，正需要一大批有真才实学的青年做振兴中医的先锋，这些先锋对中医学有执着的爱，掌握中医的系统理论，能用中医药为人民解除疾苦，有科学之头脑，有广博之知识，决心利用新技术以发展中医学，并在发展中医学中又反过来发展新技术。这并不是高不可攀的，就怕决心不大、骨头不硬、方向不明，对祖国、对社会主义、对几千年岐黄之术没有炽热的爱。"

倡导名师带徒，抢救中医学术，这是邓铁涛在中医高级人才培养方面独到的见解。1986年1月，邓铁涛开始撰写"耕耘医话"系列文章。他反复呼吁："继承名老中医经验，抢救中医学术，已成燃眉之急！""中医学再不花力气去抢救，等现在的老中医老得不行了才想到出钱出力去发掘已经迟了！时不我与，时不再来！"1988年"耕耘医话"系列文章结集出版。时任国家中医药管理局领导的朱杰读《耕耘集》后，感触很大，决定联合国家人事部、卫生部推动建立全国名老中医带徒传授制度。1990年10月，首届全国继承老中医药专家学术经验继承工作拜师大会在北京人民大会堂隆重举行。会上，邓铁涛作为代表致辞："学我者必须超过我！继承是手段，振兴中医、发展中医，为中国人民和世界人民的健康服务，走在世界前头才是我们的共同目的。"

五、建言献策，文化使者

1984年初春，中央军委副主席徐向前元帅来到广州，邓铁涛担任保健医生，他以"中共党员中医"的名义写信给中央，力陈中医学是中华民族优秀的文化遗产之一，但是长期未得到重视，后继乏人，"发展传统中医药已明文写入宪法，但我们失去的宝贵时间太多了，必须采取果断的措施，使之早日复兴"。徐向前元帅读后，在信上加了意见，转呈给中共中央。不久，国务院讨论了成立国家中医药管理专门机构的问题。1985年徐向前元帅自己用毛笔写了"心底无私天地宽"条幅送给邓铁涛。1986年12月，国家中医药管理局正式挂牌成立。

1990年中央计划精简机构。邓铁涛会同路志正、方药中、何任、焦树德、张琪、任继学、步玉如上书，请求"国家中医药管理局的职能只能增加，不要削弱"。1998年，全国刮起了"西医院校合并中医院校"风潮。同年8月11日，"八老"再次上书给朱镕基总理："中医药是一个很有前途的知识经济领域，千万不可等闲视之；中医小，西医大，改革绝不能'抓大放小'。"后来中西医院校合并风潮被紧急叫停。

邓铁涛对中医学的执着，源自他对民族文化的热爱。2002年他再次上书建言重视中医药，他说："中医药是我国少有的原创科学，是中国的第五大发明，而现今中小学常识课、生理卫生课教的都是西医知识，对中医绝口不提，这反映的是一种民族自信心的缺失。"

20世纪80年代，马来西亚倡议由马华医学院与广州中医学院联合举办中医本科班。邓铁涛说，马来西亚是第三世界国家，办学赚不了钱，往往还要赔本，但这是一件关乎炎黄文化、中医学术在国外传播的大事。经过努力，跨国教育办起来了。1994年邓铁涛还亲自去马来西亚授课，并到当地诊所临床带教。

2003年11月北京香山会议，执行主席邓铁涛为中医药文化发出最强音，他说："中华文化要参与世界文化并与世界文化合流，中医学是中华文化瑰宝；东西方文化是互补性很强的两种文化，因此应把'向国际接轨'的口号改为'与世界双向接轨'。"

六、仁心仁术，中医之魂

2003年4月17日，在一附院中，一对夫妇闯入禁止探视的重症监护室，直奔儿子病床，拔掉其呼吸机套管和氧管便匆匆离开。患儿患的是重症肌无力危象，此前在某医院已治疗38天，气管切开仍治疗无望。匆匆来到广州已经无力支付医疗费用，父母便做出放弃的决定。邓铁涛得知此事，马上赶到重症监护室。他拿出准备好的5000元给护士长："到营养室买鼻饲食物，要保证能量，有胃气才有生机。"又对重症监护室（ICU）主任说："重上呼吸机，费用我先垫！"接着又和医务人员研究治疗方案，提出免费给患儿提供"强肌健力口服液"。患儿终于得救，4月28日脱离呼吸机。同年5月19日患儿可以自行吞咽饮食，拔除胃管。六一儿童节，患儿顺利地完成了广州一日游。

2017年年底，百岁老人邓铁涛接受住院调养。其间，他曾反复对弟子刘小斌说，他已经置生死于度外。他说他是为中医而生的人，中国共产党五代领导人都支持中医，这问题解决了，生死对于他又算得了什么呢？他叮嘱弟子们要好好读毛泽东同志的《为人民服务》。乃至身后的遗嘱也写道："我能留给儿孙最大的遗产为仁心仁术，全心全意为人民服务。""我一生做中医，告别仪式要有我的学生弟子代表和家人站在一起。挽联写'生是中医的人，死是中医的魂'，如果有横批就是'铁杆中医'。安琳（二儿媳）代我交最后一笔党费1 000元。希望以后经常有人去看看我。我下一世还做中医。"

2019年1月10日上午6时6分，国医大师邓铁涛教授安然长逝，享年104岁。

第二章

五脏相关学说探讨与临证

第一节

再论中医五行学说的辩证法因素①

中医的五行学说，不能等同于古代哲学上的五行学说。后世中医的五行学说，也不完全等同于秦汉以前医学的五行学说。要用发展的眼光看待这一问题，这是必须明确的。

中医的五行生克，不应简单地把它视为循环论、机械论。它包含着许多朴素的辩证法思想，它所概括的生克制化关系，实质上是脏腑组织器官之间、人与环境之间、体内各个调节系统促进和抑制之间的关系。五行学说指导临床治疗的过程，实质上是使人体遭到破坏的内稳态恢复正常的过程。因此，这一学说值得研究和发扬。至于名字是否仍用金、木、水、火、土，则可以考虑。我认为直接用肝、心、脾、肺、肾称之，或改名为"五脏相关学说"更为恰当。这样就有别于古代之五行，可以减少人们的误解。

从秦汉至今，五行学说的内容是十分丰富的。现就五脏相互关系在病机上的变化简单举例。

一、肝病与他脏的关系

（1）肝木乘脾。症见胁痛、脘腹痛、呕吐、泄泻等。

---

① 邓铁涛：《再论中医五行学说的辩证法因素》，载《学说探讨与临证》，广东科技出版社，1981，第8—16页。

（2）木火刑金。症见咯血、胸痛、易怒、潮热等。

（3）肝不藏血致心血虚。症见心悸、心慌、易惊、头晕、失眠等。

（4）木盛火炽（肝木过盛致心火炽盛）。症见出血、易怒、头痛剧烈或发狂等。

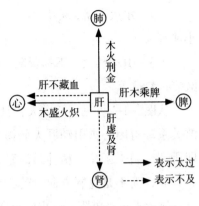

图2-1-1　肝病与他脏的关系

（5）肝虚及肾（肝肾阴虚）。症见头晕目干、腰膝酸软、咽干喉痛、盗汗、男子梦遗、女子月经不调等。

从图2-1-1可见，金本克木，但临床上则多见木火刑金之证，较少见乘木之证。肝木乘脾土所见为实证，土壅木郁（详见"脾病与他脏的关系"）亦见实证。肝虚之证多及于肾。

二、心病与他脏的关系

（1）火旺烁金。症见心烦、口舌生疮、咳嗽、咳痰、咯血等。

（2）血不养肝。症见心悸、失眠、目视欠明、头晕、头痛、肢麻、筋挛痛等。

（3）火不生土。症见畏寒肢冷、心悸、心慌、气怯声低、纳减、倦怠、便溏、浮肿、溺短少等。

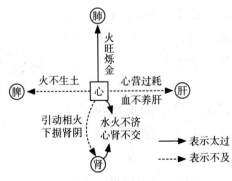

图2-1-2　心病与他脏的关系

（4）水火不济，心肾不交。症见失眠、盗汗、遗精、夜多小便等。

（5）引动相火，下损肾阴。症见虚烦不寐、潮热盗汗、腰酸痛、梦遗等。

从图2-1-2可见，心主火，肾主水，肾水本克心火，但两者的关系却可因心火引动肝火而损及肾阴。水与火宜交不宜分，即所谓"阴平阳秘，精神乃治"，反映着水与火二脏矛盾的统一方面，而不是克制方面。若心火虚衰，又往往与命门火衰并见，显示水火二脏阴阳互根的重要性。

三、脾病与他脏的关系

（1）脾虚肺弱。症见气怯声低、动则气短、善太息、困倦、纳减等。肺易受邪，可使肺病日久不愈，咳喘无力，痰多稀白。

（2）土壅木郁。症见胀滞不适、纳呆、头晕、易怒、肿满等。

（3）脾虚肝横。症见食少、脘腹痛、吞酸、吐酸、易怒、多噩梦、女子月经不调等。

（4）心脾两虚。症见神疲怠倦、头晕、心悸、失眠、健忘、四肢乏力、纳减、便溏等。

（5）脾虚不能制水，肾水上泛。症见水肿、畏寒、肢冷、腰腹冷痛、便溏、尿少等。

从图2-1-3可见，土壅

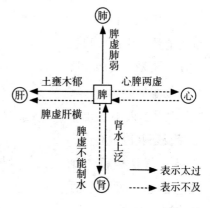

图2-1-3 脾病与他脏的关系

木郁、脾虚肝横，均可引致肝气横逆之证；土本克水，但脾虚反引致肾水上泛。脾病引致心肺患者，以虚证为多。

四、肺病与他脏的关系

（1）逆传心包。卫分病仍在，未传气分，症见神昏谵语。

（2）肺虚及脾引致痰水凌心。症见气喘、气短，甚至不得卧、心悸、心慌、痰多、咳嗽。此类患者易受外邪，甚则发热、气喘、心悸。

（3）肺虚气不化精而化水，可到肾水泛滥，而成水肿之证。

（4）肺虚及肾。症见潮热、盗汗、气短而喘，或咳痰、咯血、腰酸腿软、梦遗失精、月经失调等。

（5）肺虚不能平木。症见咳嗽气短、吐血、衄血、胸胁刺痛、易怒、失眠、月经不调等。

从图2-1-4可见，火本克金，但肺虚引致脾虚，使痰水凌心，心反受累；肺本为肾之母，但肺虚及脾，脾不制水，而使

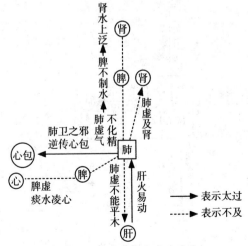

图2-1-4 肺病与他脏的关系

37

肾水泛滥，或成水肿；金本平木，但金虚不能平木，肝火易动，则证见肺虚肝盛。

五、肾病与他脏的关系

（1）肾为先天之本。病重、病久必及肾，伤害元阴元阳，性命生死，关系重大，故特分开以示意。

（2）肺肾阴虚。症见颧赤唇红、咳嗽咽干、虚烦不眠、潮热盗汗、腰背酸痛、阳兴梦遗、小便短赤、大便秘结等。

（3）肾阴虚，肝阳亢。症见头晕、头痛、目眩、耳鸣、失眠、烦躁易怒、腰酸、头重脚轻等。

（4）肾阳虚常引致脾阳亦虚，从而出现脾肾两虚。症见精神不振、面垢少华、面目或四肢浮肿、怠惰嗜卧、纳减便溏、小便清长、腰背酸痛、阳痿、滑精等。命门火衰脾阳不振，则虚寒之证更严重。命门火衰与心火虚衰并见，则症见脉微欲绝、四肢厥冷之厥逆危象。

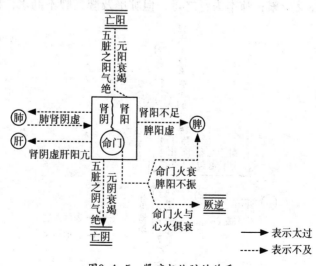

图2-1-5　肾病与他脏的关系

（5）肾水不能上济心火。症见虚烦不眠、口舌生疮、小便短黄等。

（6）阴阳互根，肾阴肾阳为人身之元阴元阳，与心脏同为生命所系。若肾阳衰竭，则阴无所守，五脏之阳气亦绝，症见大汗淋漓等亡阳危象；若肾阴衰竭，则阳无所附，五脏之阴气亦绝，症见汗出如油等亡阴危象。

从图2-1-5可见，肾在五脏中，其作用不亚于心脏。先天之本不能恢复，则病将不愈。肾阴与肺、肝之病比较密切，肾阳命门则与心、脾之病较密切。肾水之实证绝少，实证多属于膀胱。

前述病理上的五脏相互关系，只简单地举一些例子，并不全面，但仍能发现，五脏的生克制化，各有特点，并不雷同。

以下之五行生克简图（图2-1-6），只说明了五行（五脏）之间最简单的关系，并不代表中医五脏生克关系的全部内容。若分别从每一种病来看，五脏之间的相互关系就更为复杂。

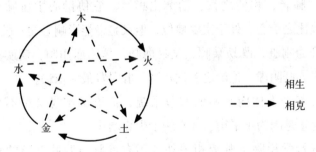

图2-1-6　五行生克简图

若从生理角度来看，五行的实体——五脏，是人体的五大系统，都是重要的机制，但严格来说，五者在人体中的作用是不同的。例如心——人身的最高主宰，《黄帝内经》以君主之官称之。若从心主神明及心主血脉的角度来看，中医的

"心"，实际包括西医学的循环系统和神经系统，或者说是神经系统的高级部分——大脑皮层。它主宰一切，故有"主不明则十二官危"之说。诊断上则强调诊神，所谓"得神者昌，失神者亡"。神藏于心，所谓神，就是心脏功能的反映。又如肾有"先天之本"之称，凡残顽痼疾或病久、病重，先天之本必受损害。温病派有"保得一分阴津，则留得一分命"之说，清热养阴为治温病的两大法门。所谓阴与津，其源均在于肾。又如脾为后天之本，汉代张仲景有"四季脾旺不受邪"之说，凡抗御病邪与扶正固本，无不依赖于恢复脾的健旺之气。《黄帝八十一难经》所论虚损之病，后世医家一再强调"过脾则不治""过胃则不治"，经实践检验乃确当之论。后天之本一失，还靠什么存活呢？

明代李中梓的"肾为先天之本，脾为后天之本"这两大论点，是总结明代以前脏腑学说的精辟之论。

肺为娇脏，"温邪上受，首先犯肺"，肺最易受外邪侵袭。"肺者，相傅之官，治节出焉"。它协助心主血脉与神明，故比之于心，处于次要地位，但又是最能影响心的一脏。

肝为刚脏，既易乘脾，又易侮肺，体阴而用阳，病实多而病虚少。肝阴虚，论治之关键在肾，肝对肾最为依赖。

五脏是人体内平衡的调节系统，而五脏本身又是不平衡的，也正是因为不平衡，才有赖于生克制化。

五行学说除了脏腑相关外，还有五脏与四肢百骸的相互关系及五脏与自然界的相互关系。如肝开窍于目，木旺于春之类，都有辩证法因素。试举一病例以见一斑。曾治一老人，患中心性视网膜炎（久治未愈），症见面色少华，舌有裂纹，苔有斑剥，脉细尺弱，诊为肝肾阴虚，处方用杞菊地黄汤加龟甲、鳖甲。服药数月至春而愈。嘱患者交秋应继续服药，患者不信，秋末冬初眼病复发，辨证仍属肝肾阴虚，照前方服数月愈。翌年夏末患者即来复诊，虽眼病未见复发，仍予前方改为丸剂，服药至冬末春初。第三年秋又续服丸药。第四年后未再服药，至今六年未见复发。我是根据肝开窍于目，木旺于春，金旺于秋，金克木，燥气伤阴等生克之理来推断的。

总之，五行（脏）生克之理，只有在辨证论治具体运用之时，才能领会其丰富的辩证法内容。

曾有人说：所谓五行生克之说，在运用上，只有培土生金、抑木扶土、壮水制火等几个治则能用得上，故在教学上不讲，学生也同样能用中医的理法方药治病。若由此引申至1949年前因中医教育不为国民党政府承认，有些人只背熟《汤头歌诀》或其他一两本入门书，同样可以当医生，并且也能治好一些病，那么现在办中医教育也是多余的了！

当然，五行学说，由于历史条件的限制，它只能是有朴素的辩证法思想，不能等同于马列主义的唯物辩证法。虽然它随着历史的发展而有所发展，但仍有很大的局限性。如五行的统属亦有其牵强附会之处。五行只从客观的整体上、从辨证论治的角度上运用得比较多，而对人体微观结构却无所知，对具体细致的相互关系观察得很粗糙，同时，也十分缺乏实验研究的资料。但是，可以说中医的五行学说是有价值的，它是中医的精华部分。

中医的五行学说，值得从源到流做一次全面深刻的研究，通过临床实践与实验研究，发扬这一学说，使之出现质的变化，进一步为人类健康事业服务。

第二节

略论五脏相关取代五行学说[①]

中医正在走出中国，走向世界，中医不是古代医学，目前正向现代化进军。中医理论有其独特之先进性，非一时所能统揭其奥秘，故中医之发展必然成为未来医学的重要组成部分。

中医学之发展，必须与时代各种最先进的自然科学和社会科学相结合，已为历史所证实，如先秦医学之发展，正是由于与当时最先进的社会科学和自然科学相结合，故其所取得之成就，一直影响中医学之发展达两千多年而不衰。今天中医学所处之时代与先秦时期十分相似，一个飞跃的发展，将由这一代以至十代、二十代人去承担。

中医学要来一次飞跃的发展，在与多学科相结合的同时，必须首先把原有的宝藏来一次大整理，使中医的理论更加系统化、规范化。这方面的工作是一项奠基性工作，其本身也是一项科研工作，是不是可以说，这就是运用传统的方法进行科学研究。

"阴阳五行学说"一直是中医理论的核心之一，但"五行学说"在古代哲学史上被唯心论者运用得较多，只有中医学之五行学说，一直与医学之唯物辩证法紧密结合。我国学术界对

---

① 邓铁涛：《略论五脏相关取代五行学说》，《广州中医学院学报》1988年第5卷第2期65—68页。

此了解甚少，因此一直怀疑中医理论的科学性，日本的汉方医学也不信中医的"五行学说"。"五行学说"是否科学？解放以来几经争论。1962年我撰写《中医五行学说的辩证法因素》一文，发表于《光明日报》11月16日"哲学"版第367期，乃因该版曾有批判中医"五行学说"之文章。"文革"时期又形成批判"五行学说"之高潮。但"文革"后"五行学说"仍然作为中医基础理论之重要组成部分被写入教材。20世纪60—70年代，我曾提出"五行学说"其实就是"五脏相关学说"，现在本着理顺中医理论之旨，对这一问题再加以讨论，以就正于同道。

一、中医"五行学说"来源于哲学，但不同于哲学

假哲学以言医道，乃中医学术特点之一。寓哲于医，使得一些中医基础理论带有哲学的色彩，义理玄妙，难以为现代读者所接受，这正是需要把原有的中医宝藏来一次大整理，使其理论更加系统化、规范化、现代化的原因之一。就中医"五行学说"而言，它来源于先秦哲学，但实质上又不同于哲学。原始的"五行学说"是我国祖先通过平治水土的生产活动，对自然现象、性质以及人和自然的关系进行初步观察、总结而产生的。早在殷商时期（公元前1046年前），人们便认识到金、木、水、火、土"五材"之用，如《尚书大传》云："水火者，百姓之所饮食也；金木者，百姓之所兴作也；土者，万物之所资生也，是为人用。"在《尚书·洪范》中还有"鲧堙洪水，汩陈其五行"之记载，且对五行之内容做了阐述："五行：一曰水，二曰火，三曰木，四曰金，五曰土。水曰润下，火曰炎上，木曰曲直，金曰从革，土爱稼穑。润下作咸，炎上作苦，曲直作酸，从革作辛，稼穑作甘。"并以五行之生克乘

侮来说明其相互关系。可见，原始之"五行学说"乃关于"金木水火土"五种物质元素及其相互关系的哲学，含有朴素的唯物辩证法思想。这一古朴的哲学被古代唯心论者所利用，成为占卜朝代兴亡、推算命运凶吉之工具，因而带上循环机械论的迷信色彩，在社会上影响颇大，故一般人即视"五行学说"为非科学的唯心之物。然而，古代医家把"五行学说"应用于医学，却赋予它唯物辩证的内容。

古代医学用"五行学说"对人体的脏腑组织、生理病理现象以及人与人类生活有关的自然界事物做了广泛的联系和研究，将人体归纳为以五脏为中心的五个生理病理系统，同时，把自然界的五方、五时、五气、五味等与人体的五脏、六腑、五体、五官、五志、五声等联系起来，以五行的生克乘侮规律来说明五脏之间正常的协调关系以及这种关系被破坏后的相互影响。从形式上看，中医"五行学说"与古代哲学的"五行学说"是相同的，但是在内容上，却有本质的不同。可以说，在中医学中，五行只不过是五脏以及以五脏为中心的组织器官之间、人与环境之间相互促进、相互制约关系的代名词而已。

故早在20世纪70年代，我在《再论五行学说的辩证法因素》一文中就明确提出："中医的五行生克，不应简单地把它视为循环论、机械论。它包含着许多朴素的辩证法思想，它所概括的生克制化关系，实质上是脏腑器官之间、人与环境之间、体内各个调节系统促进和抑制之间的关系。五行学说指导临床治疗的过程，实质上是使人体遭到破坏的内稳态恢复正常的过程。因此，这一学说值得研究和发扬。至于名字是否仍用金、木、水、火、土，则可以考虑。我认为直接用肝、心、脾、肺、肾称之，或改名为'五脏相关学说'更为恰当。这样就有别于古代之五行，可以减少人们的误解。"时隔十余年，看来我当时的意见是正确的。今天，中医现代化的呼声更高了，何不及早剥去中医"五行学说"的哲学外衣，还其"五脏相关学说"科学内核之实呢？

二、中医"五行学说"没有停留在《黄帝内经》时代

科学是不断发展的，中医"五行学说"也是如此。自从《黄帝内经》将五行学说引入中医学，成为中医基本理论的一部分后，随着历史的发展，中医"五行学说"并没有停留在《黄帝内经》时代，其内容不断地发展、充实，今天已处于从量变到质变的飞跃前夕。

第一，逐渐认识到五行的中心实体是五脏。在《黄帝内经》时代，常可见到以五行代表五脏的有关论述，如《黄帝八十一难经》云："东方实，西方虚，泻南方，补北方。"即以五行之方位代替肝肺心肾之叙述。逮至汉代，张仲景已较习惯直呼五脏之名，以脏腑经络论疾病。金代易水张洁古之《脏腑标本寒热虚实用药式》，以脏腑阐明病机和用药，则已不囿于五行之束缚。明代医家楼全善在《医学纲目》云："昼读夜思，废餐忘寝者，三十余载，始悟千变万化之病态，皆不出乎阴阳五行……五脏也，六腑也，十二经也……皆一五行也。"说明后世医家已经认识到五行、五脏，乃异名同物耳。

第二，认识到五行生克制化规律亦有局限性，逐渐以脏腑病机来补充五行生克制化原有规律之不足，以指导辨证和治疗。《黄帝八十一难经·七十七难》云："见肝之病，则知肝当传之于脾，故先实其脾气。"即以五行生克乘侮规律来阐述疾病传变和确定预防性治疗措施。后世医家通过临床实践观察到：病之传与不传，不单取决于五行之生克制化，也取决于脏腑之机能状态，即五脏虚则传，壮则不传。故张仲景在《金匮

要略》中补充说："见肝之病，知肝传脾，当先实脾，四季脾旺不受邪，即勿补之。"可见当时已认识到五行生克制化规律亦存在机械刻板的局限性，临证时还要注意根据具体病情辨证论治。尽管五行生克制化规律在指导临床治疗时有重要意义，后世医家仍不断研究，加以充实，如民国广州儿科医家杨鹤龄，根据五行生克制化提倡"隔一隔二之治法"，但仍强调"临机应变，纯熟活用，神而明之，存乎其人"，足见其具有辩证法观点。

第三，提出了"调五脏即所以治脾胃，治脾胃即所以安五脏"的论点。明代著名医家张景岳，不仅精岐黄，而且通易理，学验俱丰。他认为："五脏中皆有脾气，而脾胃中亦有五脏之气。"指出"善治脾者，能调五脏即所以治脾胃也，能治脾胃使食进胃强，即所以安五脏也"。虽然张景岳未明确提出五脏之相关关系，但已从脾胃论治的角度触及这一问题。这表明，后世医家已不再囿于五行之名及其生克制化，而突出五脏之实。强调其相互联系，而相互联系之观点，也正是"五行学说"的精髓所在。

上述表明，中医"五行学说"是逐渐发展的，并没有停留在《黄帝内经》时代的认识水平，随着对"五行学说"认识的深化，后世医家已认识到"五行学说"的精髓是强调脏腑之间的相互联系，即相互促进、相互制约的关系。遗憾的是，后世医家尽管认识到五行的中心实体是五脏，认识到五行生克制化规律中亦有局限性，但是他们并未能超出五行理论框架的束缚，因而只能对中医"五行学说"做些阐述诠释，在内容上充实和发展，而未能从形式上有所突破，实现内容和形式的统一，使名与实更相符，而这正是今天所要完成的任务。

三、"五行学说"应正名为"五脏相关学说"

综上所述，中医"五行学说"既有其科学辩证的一面，又存在名实不符、内容与形式不统一的缺陷和具体内容上的某些局限性。早在战国时期荀卿就提出"制名以指实"（见《正名》），中医"五行学说"由于名实不符，容易被人视为与阴阳五行家驺衍所提倡的"五德终始"相同的唯心之物，引起误解。现在，该是为中医"五行学说"正名的时候了。

所谓"五脏相关学说"，就是指在人体大系统中，心、肝、脾、肺、肾及其相应的六腑、四肢、皮毛、筋、脉、肉、五官七窍等组织器官分别组成五个脏腑系统，在生理情况下，本脏腑系统内部，脏腑系统与脏腑系统之间，脏腑系统与人体大系统之间，脏腑系统与自然界、社会之间，存在着横向、纵向和交叉的多维联系，相互促进与制约，以发挥不同的功能，协调机体的正常活动；在病理情况下，五脏系统又相互影响：简而言之——五脏相关。

我之所以提出要为中医"五行学说"正名，把中医"五行学说"改为"五脏相关学说"，主要基于下述理由。

首先，我认为开展中医传统研究应着重继承中医的理论精华，提取其中的科学内核，再经一番加工和提高，使之成为源于该理论、又高于该理论的学说，既立足继承，又着眼提高。如上所述，中医"五行学说"的理论精华、科学内核在于揭示五脏及其他器官组织之间以及人与环境之间的相互促进、相互制约的复杂联系。"五脏相关学说"继承了中医"五行学说"的精华，提取出其科学内核——相互联系的辩证法思想，又赋予它现代系统论的内容，这样将有利于体现中医的系统观，有利于避免中医"五行学说"中存在机械刻板的局限性，有利于指导临床灵活地辨证论治。可以说，"五脏相关学说"是中医"五行学说"的继承和提高。

其次，把中医"五行学说"改为"五脏相关学说"，解决了中医"五行学说"名实不符、内容与形式不统一的矛盾，避免了前述提及的无端误解，使中医理论更易于为现代读者所理解和掌握。

事实上，近二三十年来，我一直在用"五脏相关学说"指导临床实践，对于杂病之辨证论治尤其如此。例如我对冠心病的辨证论治，我认为该病乃本虚标实之证，本虚为正虚，标实为痰与瘀，由于心气不足、心阴亏损，导致气血运行不畅，痰浊瘀血内闭，从而引起一系列症状。气虚、阴虚、痰浊、瘀血构成了冠心病病机的四个主要环节，其病机与肝肾脾胃亦有关，尤与脾胃较为密切。因而制定了益气健脾、化痰通瘀的治疗原则，经过多年的临床实践证明，疗效令人满意。其他如对重症肌无力、慢性肝炎等病的治疗，也莫不以"五脏相关学说"为指导。

综上所述，用"五脏相关学说"取代"五行学说"是可行的。这不是推翻"五行学说"，而是立足于发展"五行学说"。

历史在前进，中医在发展。中医要飞跃地发展，必须在理论上有所突破，但往往需经历一个由量变到质变的过程，"五脏相关学说"的提出，只图在中医理论体系由量变到质变的过程中起一点触酶的作用，意在抛砖引玉，引起共鸣，望我同志，不吝指正。

第三节

从五行到五脏相关①

一、五行的起源和历史沿革

谈中医离不开五行，谈中国传统文化也离不开五行。

在人类知识的衍化进程中，先秦时期伟大的思想家们创造了五行学说，先人们借五行来归类万物，规划世界，为文化的积累提供了一个基本的阶梯。

关于五行学说的起源，学术界做过很多研究。从理论上来看，五行学说的要义有二：一是以"五"为基准的分类归纳法，并从具体事物抽象出"金、木、水、火、土"五类为代表；二是五"类"之间的关系和规律，主要是相生和相克，反映事物间"利"与"害"的两种基本关系。

经常有人会将五行学说与时代相近的西方古代四元素说相比较。四元素说探究事物的构成，从中可以看出西方注重分析、还原论的学术走向；而五行学说虽然也有构成的内容，但更出色的是以性归类的概念和对"关系"的把握，它为中国思想带来比类析物、重视宏观和协调的学术传统。世间事物无穷，归类则可限定，因此四元素说已随着物质科技的发展而消逝，而五行学说到今天仍有值得借鉴的地方。

---

① 邓铁涛、郑洪：《中医五脏相关学说研究——从五行到五脏相关》，《中国工程科学》2008年第10卷第2期7—13页。

中国传统医学在理论形成的初期，曾深深得益于五行学说，从而为人体内部、人体与外界环境之间建立了一种以五行为中介的体系。囊括自然方面的空间、时间、星辰、数字、气候、颜色、声音、味道、气味，人类生存必须食用的粮食、蔬菜、果品、牲畜等；但整个重心在于人体脏器、肢体、五官等结构，还有人的情绪、发出的声音、排出的液体，以及疾病的症状分类等。这种体系，将自然、社会与人体整合于一体，并通过"类"之间的五行关系模式相互作用，成为中医整体观念的重要组成部分。

尽管五行学说作为一种思想体系已经相当完整，甚至可以用数学关系来表达，但是并不完美。因为从思想领域到应用领域，在公式体系与实际事物之间，差别极大，并非照搬即可以致用。其难点有二：一是事物配五行的法则是否唯一，二是五行生克关系模式过于简单。它不足以全面反映复杂事物间的复杂联系。中医学在应用五行学说时一直在不断地进行调整。

中医学作为应用科学，早期运用了五行学说来整理实践经验，将经验上升为理论。但是医学实践与五行理论预设之间在当时就已经出现了差异。例如以脏为生命的功能主体，根据"五脏者，藏精气而不泻，故满而不能实；六腑者，传化物而不藏，故实而不能满"的观点，腹腔内正好有五脏，因此很自然地可与五行相配。但是关于具体相配方式却出现了争议。

五脏配五行，在古代的祭礼中已经出现。《吕氏春秋》记载古时祭祀，以春配脾，夏配肺，秋配肝，冬配肾，在夏秋之间则配心。这一配法与现在中医所用的配法不同，但它是按照相应的配属逻辑得出的。在五行学说的形成过程中，五方、五季与五行配属都是比较早定型的，是五行体系中带有逻辑起点意义的基本范畴。其配属关系如表2-3-1所示。

表 2-3-1　五行配属关系

五行	木	火	土	金	水
五季	春	夏	长夏	秋	冬
五方（方向）	东	南	中	西	北
五方（方位）	左	上	中	右	下

其中方位与方向的相配，是先秦时作图的习惯，以南为上，以北为下，相应地以左为东，以右为西。根据这一逻辑，将五脏与人体中的解剖位置（上下左右）相对照，于是就有《吕氏春秋》等书记载的五行五脏配法：肝位右→西→秋→金；脾位左→东→春→木；心居中→中→长夏→土；肾位下→北→冬→水；肺位上→南→夏→火。

而现在中医所用的肝木、心火、脾土、肺金、肾水配法，在汉代才出现。这种配法的逻辑反而没有那么明晰，通常认为，它是根据五行之"性"而来。[1]《尚书》曰："水曰润下，火曰炎上，木曰曲直，金曰从革，土爰稼穑。"中医将五脏的功能与五行的各自特性相对应，从而找到配合点，形成新配法。

五行与五脏的配法，成为汉代古文经学与今文经学两派争论的焦点之一。而正如经学大师郑玄所说，后一配法是中医所必须遵循的法则，否则临床不能取效。清代经学家惠栋也说这是医家独创的配法。当然顾颉刚先生曾考证，将心配土改为心配火是王莽为篡位而对"五德终始"进行的改造。即便如此，对其他各行的配属也是一个创新。医学家为什么要放弃现成的、直观的、以位置为依据的配法不用呢？一个合理的解释就

---

① 　汪灏、钱宗武：《今古文尚书全译》，贵州人民出版社，1990，第235页。

是这个配法不能很好地反映五脏的功能。这可以说是中医对五行配属法则的突破，或者灵活应用。

相生相克是五行学说表达各行之间利害关系的抽象模式。它们在"五材"的角度中容易理解，如金克木、木生火等，但类推于其他配属时，就有必要具体定义生和克的内涵。如东汉王充曾质疑说："水胜火，鼠何不逐马？金胜木，鸡何不啄兔？"[①]王充还认为，五行相生相克主要理解为体现各行的协同作用："欲为之用，故令相贼害。贼害，相成也。故天用五行之气生万物，人用万物作万事。不能相制，不能相使；不相贼害，不成为用。金不贼木，木不成用；火不烁金，金不成器。故诸物相贼相利。"[②]这种理解虽然也被批评，但现在看来在很多情况下还是合理的。

中医最早的经典《黄帝内经》以五脏相配五行，其相生相克就不存在王充所说"一人之身，胸怀五藏，自相贼也"之类的疑问。例如相生，《素问·阴阳应象大论》说："心生血，血生脾……肾生骨髓，髓生肝……"[③]所以五脏相生不是心脏生出脾脏，而是指五脏之间的气血精髓等的濡养关系；相克如《素问·宝命全形论》说"木得金而伐，火得水而灭，土得木而达，金得火而缺，水得土而绝。万物尽然，不可胜竭"[④]。主要是指在病理状态下，各脏之间相助以恢复常态的作用。正如清代医家黄元御在《四圣心源》中说："其相生相克，皆以气

---

① 王充:《论衡》, 上海人民出版社, 1974, 第48-49页。

② 同上书, 第48页。

③ 王冰:《黄帝内经素问》, 辽宁科学技术出版社, 1997, 第11-12页。

④ 同上书, 第46页。

而不以质也，成质则不能生克矣。"①所以，五脏相生相克主要是从五脏精气和功能的角度，阐明彼此之间相互长养又相互制约的道理。这与当时社会政治中以"五德终始"的生克来说明王朝取代与更替有明显的不同。这又是根据中医具体内容，来丰富五行学说内涵的体现。

由此可见，中医学在一开始运用五行学说之时，已经做了合理的诠释和调整。而在其后的发展中，更在具体应用上增添了不少内容。

例如，归纳总结了乘侮、胜复理论。

《素问》中的《天元纪大论》《五运行大论》《六微旨大论》《气交变大论》《五常政大论》《六元正纪大论》《至真要大论》七篇大论，阐述了运气学说的原理。其中，归纳出时令之气有"亢"（又称"太过"或"有余"）和"不及"两种情况。时令均与五行相配，这样就为哲学上抽象、静态的"行"注入了动态、量化的因素。《素问·六节藏象论》曰："未至而至，此谓太过，则薄所不胜，而乘所胜也……至而不至，此谓不及，则所胜妄行，而所生受病，所不胜薄之也……"②《素问·五运行大论》曰："气有余，则制己所胜而侮所不胜；其不足，则己所不胜侮而乘之，己所胜轻而侮之。"③五行乘侮的命名，就由此来。乘有"乘胜"之义，指太过的情况下对所胜的克伐；侮则指本来受克的一方由于量的增多，反过来欺凌所克。这样就使五行的相克成为一个复杂的动态结构。

① 孙洽熙：《黄元御医学全书》，中国中医药出版社，1997，第698页。

② 王冰：《黄帝内经素问》，辽宁科学技术出版社，1997，第19页。

③ 同上书，第113页。

胜复理论也叫亢害承制理论。胜即相胜，复即报复。意谓如某运气化强盛，克伐太过（即相乘），会招致被克者之子起而克制它，以报母仇，便为复，也叫子复母仇。如金运太过，过乘木气（即相胜），木郁而生火，火能克金，即为复。胜复的一般规律是，凡先有胜，后必有所报复。这可以说是对动态五行结构局部平衡维持的分析。

太过、不及等概念可与疾病的寒热、虚实等状态相对应，因此乘侮、胜复等理论使五行学说在医学上的解释能力大为增强。晋唐至宋代的中医理论一直较广泛地应用这种具有医学特色的五行学说。那时也是传统文化中的命相学广为流行的时期，命相学对五行也有繁复的应用，如根据五行与四时相应形成一套五行休囚、长生墓绝理论等，这些机械的法则，对中医学影响不大。因此可以说中医的五行学说不同于命相学中的五行，其内涵与走向都不同。

金元医家的争鸣及明清医学理论的创新，是中医学术的又一次大发展。这一时期中医脏腑学说日益成熟和深化，对各脏的功能有新的阐发，为认识脏与脏的关系提供了更多的角度。为了适应这些发展，中医五行学说又发生了变化，出现了例如"五行互藏""五行颠倒"等新理论。

"五行互藏"由明代张景岳提出，意谓五行之中，每一行兼具其他行的属性。其思想的源头可以上溯至《黄帝内经》。《素问·阴阳别论》说："凡阳有五，五五二十五阳。"张景岳则指出："五脏之气无不相渗，故五脏中皆有神气，皆有肺气，皆有胃气，皆有肝气，皆有肾气……各有互相倚伏之妙。"[1]他指出在生理上五脏功能相互影响，难以截然区分。

---

① 张介宾：《景岳全书》，人民卫生出版社，1991，第828页。

明代医家赵献可也从病理上提出五行之中各有五行："以火言之，有水中之火，有土中之火，有金中之火，有木中之火。"①具体而言，五行中心属火，但随着医学临床的深化，人们知道火不独与心有关，还有"肾中相火""脾土中火""肝火内炽""肺金气虚，火乘虚而现"等不同情况，说明火可见于各脏。其他各行、各脏也可做相似的类推。所以"五行互藏"的提出，一定程度上弥补了五行与五脏的单一固定配属，不能全面反映各脏功能的缺陷。

"五行颠倒"，最早源于道教的丹道之术。道教认为修道能逆转五行生克之序，超越自然规律的束缚而成仙。道教此说仅用于修仙，不针对常人。但医家从中得到启发，将五行颠倒引入五脏关系中来。清代医家陈士铎提出一系列"五行颠倒"关系，包括"生中有克""克中有生""不全生""不全克""不敢生""不敢克"等，他主要讨论五脏关系中的特例。另一医家程芝田则明确地认为生克在顺序上是可逆的，他说："金能生水，又能克水，气滞则血凝也。水能生木，又能克木，水多则木腐也。木能生火，又能克火，木郁则火遏也。火也生土，又能克土，火烁则土燥也。土能生金，又能克金，土裂则金销也。""虽金可克木，亦可以生水以养木；木可克土，亦可以生火以培土。土可克水，亦可以生金以资水；水可克火，亦可以生木以壮火。火可克金，亦可以生土以化金。"②程芝田将这些认识规律化，而不仅仅作为特例看待，他还从五脏关系进行了具体说明。

从逻辑上说，"五行互藏"与"五行颠倒"动摇了早期五

---

① 赵献可：《医贯》，学苑出版社，1996，第24–26页。

② 陈修园：《陈修园医书七十二种》，上海书店，1988，第663页。

行学说的两个基本法则，即五脏与五行的单一对应性和五行生克的有序性。尽管它在形式上仍然采用五行，但其内涵已经有了本质上的不同。

进入近现代，随着西风东渐，中国的社会文化背景发生了深刻的变化。近现代的科学观念和理性精神给传统学术思维带来剧烈冲击，五行学说首当其冲。1923年，梁启超在《东方杂志》发表名作《阴阳五行说之来历》，提出"阴阳五行说，为两千年来迷信之大本营……（五行说）将宇宙间无量于数之物象事理，皆硬分为五类，而以纳诸所谓五行者之中。此种诡异之组织，遂二千年盘踞全国人之心理，且支配全国人之行事。嘻，吾辈死生关系之医药，皆此种观念之产物！"①随后古史辨派史学家对五行学说的源流进行研究，清理了笼罩在五行之上的神秘色彩。随后，中医界也掀起了关于阴阳五行理论存废以及中医发展方向的争论，章太炎、陆渊雷、恽铁樵等著名医家纷纷提出要废弃或改造中医五行学说。

中华人民共和国成立后，在唯物史观的指导下，学术界对五行学说有了一个基本的评价，即认为五行学说既有体现世界的物质性和普遍联系的一面，也有机械僵化的一面，是朴素的机械唯物论。同时还认为，中医学对五行的运用主要是发展了其合理性的一面。但是五行学说固有的缺陷，仍然屡次引发争议，并往往成为废弃中医论调的主要攻击点。

总结中医五行学说的发展史，可以得出几点印象：五行学说是早期认识事物构成与关系的简明工具，古代凭此构建了关于自然与人体的有序图景，然而它并不能全面地反映真实世界

---

① 梁启超：《阴阳五行说之来历》(1923年)，转引自顾颉刚《古史辨：第5册》，上海古籍出版社，1982，第343页。

的面貌；五行学说有助于早期医学理论体系的形成，但它已逐渐落后于医学理论和实践的发展，后世的多种补充和修正，并没有真正改变五行学说的性质；明清以来脏腑学说成为中医学术的主流。五行虽与五脏相配，但由于不能有效地反映对脏腑功能与脏腑间关系的新认识，其指导作用逐渐抽象化，让位于阴阳、气血、经络等具体医学理论。

二、五脏相关学说的内涵

五行学说的缺陷是由历史因素造成的。

作为五行核心范畴的金、木、水、火、土这"五材"，是古代就日常生活最常用的物质进行的简单归类，不必与现代科学对照就知道其并不完备。虽然后来"五材"抽象为五类特性，摆脱了"物"的制约，增强了其解释能力，但每逢进入应用领域与具体事物发生配属，总是难免招致争议。因为有些事物根本不能用五来限定，例如畜类众多，何以一定要挑选五畜来配属五行？在恰好能用五来分类的事物中，也不容易找到必然的配法，像五脏配五行就出现过今、古文经学之争。

在五行关系方面，相生与相克在抽象的哲学层面，足以概括事物的基本关系。但其不足之一，在于限定了生与克的单一对象与方向。即使对"五材"来说，这种单一性也是完全合理的。如土固生金，何尝不生木？木克土，金当然也克土；水与火之间，谁克谁则视情况而定……不足之二，是从抽象应用到具体的更复杂的事物时，其利、害的界限是模糊的，两者甚至是共存的，这就不好说谁生谁或谁克谁了。这种情况下根据五行的配属强行推定其生克关系，虽然多数能找到符合解释的事例，但必然不是真实情况的全部。像五脏关系就是如此。

五行学说当然也有其长处。现代中医教材仍然保留五行学说就是基于其历史原因和合理因素。但任何事物作为一个整体，其长处与短处是并存不分的。如果不做根本性的改造，想光利用其长处，避开其短处是不可能的。五行学说的缺陷已经成为长期以来中医教学中令人困扰的问题。教材中的五行学说不得不从最基本的五材概念关系说起，这已经较难令现代的初学者接受；到了实践中再费力地向学生说明理论与实践的差异，增加了学生理解的难度。

当然，简单地提倡废弃五行学说，等于将合理的一面也抛弃了，这更不可取。按照科学哲学的观点，知识的进化不能破而不立，应该在针对同一问题上，有能够容纳更多新发现、解释能力更强并更好指导实践的新理论，才能取而代之。这里提出：以五脏相关学说取代五行。

五脏相关学说是在五行学说的基础上，克服其理论的机械性，并综合藏象、阴阳、气血、经络等理论，全面反映人体五脏系统的功能及彼此关联作用的学说。

五行学说涉及的主要问题有三方面：一是五大类别的特性；二是五大类别之间的关联性；三是人体与外界的相关性。五脏相关学说覆盖了五行学说的基本范畴，不同在于，五行学说以"五行"为中介做推导，而五脏相关学说以"五脏"为中心来说明。

（一）人体是以五脏为中心的功能组合体

1. 五脏功能是连属人体的中心

五行学说应用于人体其实就是以五脏为中心。五行配人体有脏、腑、体、液、窍、声、神、志等范畴，涉及肉体与情志等方面，而五脏是这张配属表中的核心，其他全部是由五脏派生出来的下位概念。也就是说，腑、体、液、窍、声、神、志等多是随所属之脏来配五行，其生克也是以五脏为中介。

五脏相关学说同样认为人体以五脏为中心，连属脏、腑、体、液、窍、声、神、志等范畴。但前面说过，五脏之所以为五，是因为根据脏的定义在腹腔内恰有五者，至于其他范畴不一定界定为五，配属也不必固定。如腑可有六，它与五脏的关系是由经络等来确定的，与五行无关；情志可有七，但都由心所主，病理上则与肝关系密切；窍可有九，与五脏关系各有不同，如耳并不是只与肾相关，还与肝在生理、病理上相关联。

总之，五脏相关学说认为，五脏与全身器官之间的配属关系是多方位和多渠道的，是长期实践观察的结晶，还会在实践中进一步丰富，它不依赖于某一理论的推导。

2. 五脏功能各有特性

五行学说以五行之性来类推五脏之性。而中医脏腑学说对五脏功能的认识，更多地从其功能所主、阴阳属性和气血运化等角度来分析，有很多超出或不符合五行之性的地方。这些必须以五脏相关学说来归纳。

如肺脏，生理功能包括主气，司呼吸；主宣发肃降，通调水道。在五行中肺属金，金曰从革，有收敛、肃杀之义。肺的功能中，与金的肃杀直接对应的是肃降。肃降即肺气向下的通降，但同时肺还主向上升宣，升宣与肃降在生理情况下相互依存、相互制约，使气道通畅、呼吸调匀，体内外气体得以正常交换，二者不可分割。因此仅从金的特点来认识肺的肃降是不完整的。

又如肾脏，五行属水，水曰润下，但中医认为肾中亦有元阳，或曰命门之火，是温煦人体的动力之源。仅从水的特性来认识肾是完全不够的。

如果还局限于五行学说，有关五脏功能的认识就难以整合。五行学说和脏腑学说貌合神离，并行共存而又圆凿方枘。

（二）五脏之间存在密切的相互联系

人体是一个整体，相互存在紧密的联系，这是中医整体观的基本论点。无论五行学说还是五脏相关学说，都是表达这种整体观的理论模式。区别在于表达的方式、方法和内容都不相同。

1. **联系模式**

五行学说中相生与相克是对事物关系高度抽象的哲学概括。五脏相关学说继承这一认识，认为五脏之间存在促进和抑制的关系。而五脏之间还有不少相互作用是难以用利或害来界定的，例如多脏在共同完成人体某一功能时发挥互补的作用等。因此，五脏相关学说认为五脏之间存在促进、抑制和协同三种作用模式。

促进作用，指一脏在某种生理功能中或病理状态下对另一脏发生的滋生和长养等作用。它包含五行关系中的相生，也包括历代医家总结的反相生、隔相生等内容。

抑制作用，指一脏在某种生理功能中或病理状态下对另一脏产生的抑压和制约等作用。它包含五行关系中的相克、乘侮等内容。

协同作用，指两脏或多脏在完成人体某一生理功能，或者在造成与逆转某一病理状态的过程中共同发挥作用。中医认为人体的生命活动是一个复杂的过程，有些生理活动往往需要几个脏腑的配合才能进行。例如消化、水液代谢、血液流通等，其中任何一个脏腑的病变都有可能影响具有协同作用的其他脏腑。

2. **联系渠道**

在五脏配五行的理论中，五脏生克的依据就是五行的生克，是一种代入公式求解性的应用。但五脏相关学说认为，脏与脏的关联是通过相应的渠道实现的，了解其渠道才能有效地应用于临床。这些渠道，均与五脏功能或经络有关，通过气、血、津、精等精微物质来发生作用。

以心与脾的关系为例，可以从三个渠道来体现。其一，血的生成与运行。心主血，脾统血，且脾为气血化生之源。其二，气的关系。心主血脉，血行脉中的动力来自宗气，宗气的充沛则赖于脾气充盈。其三，痰与瘀，这是就病理状态而言。脾为生痰之源，痰浊阻滞胸阳，则可闭塞心脉，因痰致瘀。痰瘀相关是心脾在病理上相互影响的体现。

3. 联系特点

联系特点是指脏与脏在相互作用时的主动与被动关系。五行生克框架中的生克顺序是固定的，古人用母子、我克、克我等术语表达生克中的主动与被动角色。但这种固定顺序过于机械。五脏相关学说认为，在脏与脏相互作用时，何者处于主动地位，既与各脏的功能特点有关，也与作用的渠道有关。

例如在生理状态下，先天之本肾与后天之本脾，常在阴阳气血的滋养方面处于主动地位，供给各脏动力和养分。以肝而言，对肾来说就处于被濡养的被动地位。但在病理状态下，肝则常常有扰乱他脏的趋向，如冲心、犯肺和侵犯脾胃等，因此被古人称为"五脏之贼"，这时又处于影响他脏的主动地位。

（三）五脏与外界环境之间存在不完全对应的联系

五行学说在古代理论中是沟通天人的中介。例如通过它，五时、五气、五味、五谷、五畜、五音等都与五脏发生作用，成为病因理论和药性理论的组成部分。

实际上，人体与外界存在联系是中医整体论的基本观点，这在引入五行学说之前已经形成，并非五行学说的推论。五行学说将各种零散的观察知识整理成体系，对理论构建有积极作用。但它所建立的关系并不完全符合实际。

一方面，为适应五行，将四季分为五，将六气中的火与暑相合，甚至将种类众多的谷类、畜类等仅选五种来配属，这都是不切实际的做法，在今天看来并不可取。

另一方面，外界事物与五脏的一一对应关系并不必然。例如春天不见得必然流行肝脏病，而肝脏病也不见得于春天才发病；心配属夏但心痹胸痛却高发于秋冬寒冷之时。此外，像"病在肝，愈于夏，夏不愈，甚于秋，秋不死，持于冬，起于春"[①]等以五行生克为基础的预后推论，也不能机械套用。古代对五味配五脏也有不同配法，有学者研究《黄帝内经》谈五味与五脏都是一组对一脏的论述方式，并非一一对应（中药药性理论中的五味已经不是以味道为基础，而是以功能为依据，实际上已成为五脏系统的派生物，因此与五脏有较好的对应关系）。

当然这并不是说原来按五行的配属肯定就不对。在以五行为中介将五脏与外界相联系的体系中，包含了大量建立在观察基础上的资料，很多是有实践佐证的。例如，脏腑功能与四时气象、四时阴阳节律的关系有一定规律，五音影响情志和五脏功能也有客观依据，只是其对应性未必那么惟一。五脏相关学说要在继承这些资料的基础上，重新分析和确立其关联性及影响规律。

---

① 王冰：《黄帝内经素问》，辽宁科学技术出版社，1997，第41页。

三、五脏相关学说的特点

为什么提出以五脏相关学说取代五行学说？其重要原因是有明显缺陷的五行思维已经影响了人们对中医核心内容的理解。现代社会对中医的各种质疑与非议中，那些罔顾历史与现实的"废医"论当然可以置之不理，不过其中也有合理要求，即希望中医理论能够逻辑清楚、思维理性、理论自洽。中医理论现代化，并非一定要用实验数据来说话，但这几点应是"现代化"的基本精神和要求。

五脏相关学说立足于中医理论的特点，既包含五行学说和中医脏象学说的合理内容，又尽力吸取对现代自然科学方法论的认识。其方法学特点是：

（1）在实践的基础上保留五的配属系统。人体五脏系统的划分是结构和功能的统一体，并非为配属五行而分成五类，故五脏相关学说保留中医五脏系统的结构。

（2）以系统和结构的观点认识五脏的相关性。五脏相互联系，是辩证唯物主义关于事物普遍联系观点的体现，其联系的特点可以借助系统科学和结构主义的认识来阐明。

（3）气血阴阳为五脏相关的信息单元和控制因子。五脏相关联的基础不是金、木、水、火、土的五行属性，而是人体气血阴阳等物质与功能相互影响的结果。

（4）证伪与证实相结合，用"症状—病机"的逻辑认识五脏关系。中医对五脏关系的认识，是从宏观的症状中分析病机，从病机中得出脏与脏的相互影响模式。现代实验手段暂时只能起到参考作用。

（5）以文献和临床调研为依据，开展五脏相关研究。五脏相关学说中的脏与脏之间相互影响的关系式，并非按五行生克公式推导，而应在文献中总结，在实践中验证，并借用现代手段开展大规模调研来逐一明确，最终整合成新的理论体系。

如果说五行学说是演绎思维，那么五脏相关学说就是重新回归"观察—归纳"思维。理论上，演绎逻辑比归纳逻辑完美，但与其不合实际地演绎，不如认认真真地归纳。

五脏相关学说保持了五脏配属结构，包容了五行的关系模式，最大限度上保持了中医理论的完整性。不过它打开了五行的封闭循环，形成了全面开放的结构，里面还有大量内容要充实。例如，在理论方面，五脏相关学说取代五行学说后与中医其他学说如何协调有待进一步完善；在实践方面，五脏与内外环境的联系在具体生理和病理上如何体现有待逐个总结……

中医理论的现代化还需全体中医界人士的共同努力。

第四节

重症肌无力辨证论治经验①

重症肌无力是一种由乙酰胆碱受体抗体引起的自身免疫性受体病，主要临床特征为受累肌肉极易疲劳，经休息后可部分恢复。全身肌肉均可受累，以眼肌为主，呼吸肌受累则出现肌无力危象，甚至危及生命。中医历代医著对重症肌无力虽未见较完备而系统的记载，但从本病的病理机制和临床表现来看，

---

① 邓铁涛：《重症肌无力》，载《邓铁涛临床经验辑要》，中国医药科技出版社，1998，第86-88页。

应属中医的虚损证。

虚损证不同于一般的虚证，它有虚弱与损坏的双重含义。虚弱着眼于功能，损坏着眼于形体，故虚损是对各种慢性疾病发展到形体与功能都受到严重损害的概括。重症肌无力是自身免疫性受体病，临床上既有功能性障碍也有实质性损害，病程长且易反复，具有虚损证的特点。因此，重症肌无力不是一般的虚证，而是虚损性疾病。

中医学对虚损证早在公元一二世纪就已有所认识。《黄帝八十一难经·十四难》就有"一损损于皮毛，皮聚而毛落；二损损于血脉，血脉虚少，不能荣于五脏六腑也；三损损于肌肉，肌肉消瘦，饮食不能为肌肤；四损损于筋，筋缓不能自收持；五损损于骨，骨痿不能起于床"的记载。历代医学对于虚损的认识也十分详尽。根据中医学的虚损理论，结合脾胃学说中脾主肌肉的理论认识和临床运用，重症肌无力的中医病名诊断应是脾胃虚损。根据重症肌无力的临床表现及分型，具体又可分为睑废、痿病和大气下陷。

眼睑下垂为重症肌无力的常见症状，《北史》有"睑垂覆目不得视"的记载。巢元方在《诸病源候论·睢目候》中称其为"睢目"，亦名"侵风"。《圣济总录·卷第一百一十》称其为"眼睑垂缓"，清代黄庭镜在《目经大成》中称其为"睑废"，后世医家称其为"上胞下垂"。

重症肌无力的临床特征是一部分或全身骨骼肌异常地容易疲劳，晚期病例的骨骼肌可以发生萎缩。《素问·痿论》根据痿病的病因、部位、临床表现及五脏所主，将其分为皮痿、脉痿、筋痿、肉痿、骨痿五痿，其中的肉痿与重症肌无力症状有类似之处。《素问·太阴阳明论》指出："脾病而四肢不用，何也？岐伯曰，四肢皆禀气于胃，而不得至经，必因于脾，乃得禀也。今脾病不能为胃行其津液，四肢不得禀水谷气，气日以衰，脉道不利，筋骨肌肉皆无气以生，故不用焉。"这一论述强调四肢不用，痿软乏力乃脾病所致，脾不为胃行其津液，气血不充而引起肌肉病变，与重症肌无力的临床表现及病理机制颇为吻合，现代临床观察也证实了这一点。

重症肌无力可出现面肌无力、说话声音逐渐降低、讲话不清、吃力、吞咽困难、饮水呛咳等症状。声音嘶哑，中医称其为"音喑"。重症肌无力之声音嘶哑，乃因脾虚气陷，肺气虚衰，肾虚无根，致使气机无力鼓动声门。吞咽困难，中医责之于肾。咽为胃之系，上接口腔，下贯胃腑，是胃接纳水谷之门户。脾胃虚衰，则摄纳运化无权；又因肾为胃关，胃肾亏损，则吞咽困难。

呼吸困难，是肌无力危象，中医称之为"大气下陷"。如张锡纯在《医学衷中参西录》中指出："胸中大气下陷，气短不足以息。或努力呼吸，有似乎喘，或气息将停，危在顷刻。"

综上所述，中医虽无重症肌无力之病名，但是根据其临床特点及中医的理论认识，将其归属为"脾胃虚损"病之范围是比较恰当的。具体还可以结合病位、病性、病机，分别用"睑废""痿病""大气下陷"进行诊断。一般来说，成人眼肌型及少年型多属"睑废"范围；成人重症肌无力轻度、中度全身型，迟发重症型，伴肌萎缩型多属"痿病"范围；成人重症激进型多属"大气下陷"范围。

一、病因病机

重症肌无力的病因可归纳为先天禀赋不足，后天失调，或情志刺激，或外邪所伤，或疾病失治、误治，或病后失养，均可导致脾胃气虚，渐而积虚成损。因此，重症肌无力的病机主要为脾胃虚损。脾为后天之本，气血生化之源，居于中焦，为气机升降出入之枢机。脾主升主运，脾虚气陷，则升举无力，上睑属脾，故提睑无力而下垂；脾主肌肉四肢，脾虚生化濡养不足，故四肢痿软不能随用；胃主降主纳，与脾相表里，脾虚胃亦弱，则升降之枢机不利，受纳无权，故纳呆溏泻，吞咽困难；脾气主升，上充于肺，积于胸中而为宗气（大气），司呼吸，贯百脉，中气下陷，胸中之大气难以接续，肺之包举无力，故气短不足以息，若胸中大气亦下陷，则气息将停，危在顷刻。

重症肌无力的病机主要为脾胃虚损，然而与他脏关系亦密切。脾病可以影响他脏，而他脏有病也可以影响脾脏，从而形成多脏同病的局面，即五脏相关，但矛盾的主要方面，仍然在于脾胃虚损。脾胃虚损，则气血生化乏源。肝乃藏血之脏，开窍于目，肝受血而能视；肾主藏精，"五脏六腑之精气，皆上注于目而为之精"，肝血不足，肝窍失养，肾精不足，精明失养，"精散则视歧，视歧见两物"。故见复视、斜视或视物模糊、易倦等症。脾胃为气机升降之枢纽，气出于肺而根于肾，需脾于中间斡旋转运，使宗气充足以司呼吸。脾胃虚损则枢机不运，聚湿生痰，壅阻于肺，故见胸闷、疼痛、气促等症。脾病及肾，肾不纳气，气难归根，甚或大气下陷，而出现肌无力危象。声音嘶哑，构音不清，吞咽困难等症，亦与脾胃肺肾的病理变化关系密切。有些患者尚有心悸、失眠等症，则是由于脾胃虚损，心血不足所致。

为了进一步探讨重症肌无力的病因病机和辨证规律，对1987年4月到1991年6月收治的233例重症肌无力患者进行系统观察，并对58个中医证候做了频率分析，结果表明重症肌无力以眼睑下垂、四肢无力，纳差，便溏，舌质淡红，舌体胖、边有齿印，舌苔薄白，脉细弱等症状最为常见。从而说明本病以脾胃虚损为主的观点是符合临床实际的。邓铁涛的学生选用国家卫生部药政管理局认可的诊断脾虚和评定疗效的参考指标，通过唾液淀粉酶负荷试验和D-木糖小肠吸收试验，对31例重症肌无力患者和20例正常人进行了两项试验同步观察。结果表明，重症肌无力脾虚证患者的唾液淀粉酶活性酸刺激前后比值明显低于正常值，D-木糖排泄率明显降低，治疗后两项指标均明显上升，说明重症肌无力脾虚证有其确切的病理生理学改变。

可见，重症肌无力的病理机制始终以脾胃虚损为中心环节，并贯穿此病的全过程，这就是本病辨证论治的着眼点。

二、辨证要点

（一）脾胃虚损

症见眼睑下垂，四肢痿软乏力，纳差，便溏，舌质淡红，舌体胖、边有齿印，舌苔薄白，脉细弱。

（二）五脏兼证

兼肝血不足者，症见复视，斜视。兼肾虚者，症见抬颈无力，腰背酸软。兼阴虚者，症见口干咽燥。兼阳虚者，症见夜尿多。兼心血不足者，症见心悸，失眠，夜寐多梦。兼胃阴虚者，症见口干，苔剥。兼痰湿壅肺者，症见胸闷，气促。兼湿者，症见苔白厚或白浊。兼痰者，咳嗽痰黏。兼瘀者，症见舌质暗红，舌尖边有瘀点、瘀斑，脉涩。兼外邪者，症见鼻塞流涕，喉痒咽痛，脉浮。

（三）大气下陷

症见呼吸困难，痰涎壅盛，气息将停，危在顷刻等肌无力危象。

三、辨证论治

对于本病的治疗，根据"虚者补之""损者益之"之旨，当以补脾益损，升阳举陷为治疗方法。此外，本病存在先天禀赋不足，精血虚损，由于气为血帅，血为气母，气血相生，故亦应兼顾养血益精以固肾。对于兼证的处理，则可随证加减，灵活变通。至于肌无力危象，则以标证为主要矛盾，急则治其标，缓则治其本。

（一）强肌健力饮（自拟方）

主要药物有黄芪、党参、白术、当归、陈皮、五指毛桃、甘草等。

（二）兼证的处理

兼肝血不足者加枸杞子、何首乌、黄精、鸡血藤。兼肾虚者加菟丝子、桑椹。兼阳虚明显者加巴戟天、肉苁蓉、淫羊藿。兼阴虚明显者加山茱萸或加服六味地黄丸。兼心血不足者加酸枣仁、夜交藤。兼胃阴虚者以太子参易党参，加石斛、金钗。兼痰湿壅肺者加橘络、百部、紫菀。兼湿者加薏苡仁、茯苓。兼痰者加浙贝母。兼瘀者加丹参。兼外邪者一般用轻剂之补中益气汤，酌加豨莶草、桑叶、云母、浙贝母等。

（三）大气下陷之抢救

应及时采取抢救措施，如吸氧、吸痰、插胃管、鼻饲中药，辨证使用苏合香丸或安宫牛黄丸点舌以及其他中成药除痰，保留灌肠等。感染严重用抗生素。

本病疗程较长，应注意从心理上帮助患者树立信心，保持精神愉快，以防情志损伤。平时应慎起居，避风寒，预防感冒，避免过劳。不宜滥用抗生素，忌食芥菜、萝卜、绿豆、海带、西瓜、豆腐等性味寒凉的食物，补之以血肉有情之品。凡临床治愈后，需继续服药1～2年，以巩固疗效，防止复发。此外，对于原已使用激素及抗胆碱酯酶药物者，中药显效即开始逐渐减量乃至停用，使患者摆脱对西药的依赖，促使疾病痊愈。

第五节

疑难杂病辨证论治经验

一、运动神经元疾病[①]

运动神经元疾病是目前神经肌肉疾病领域研究重点课题之一，病情发展过程呈进行性加重。以国外统计的发病率为4～6人／10万人计算，中国约有6万名患者。该病选择性地累及脊髓前角运动神经细胞、脑干颅神经运动核细胞，以及大脑运动皮质锥体细胞，临床特点为上、下运动神经元合并损害，治疗难度大，预后较差，被称为神经科"绝症"。目前国外最新的发病理论认为造成该病的原因之一是运动神经细胞内的谷氨酸堆积过多，产生细胞毒性反应，诱发运动神经细胞的变性与坏死。国外有学者认为患者多于1～3年内死亡。国内专家统计该病平均病程为3.1年。

中医学无运动神经元疾病的病名，但根据其肌肉萎缩、肢体无力、肌束震颤等主要症状，可归属为"痿病"范畴。

---

① 刘成丽：《中医脾肾相关理论的探讨及在痿病中的应用研究》，硕士学位论文，广州中医药大学，2004，第15–28页。

（一）病因病机

本病与脾肾关系最为密切，主要是由先天禀赋不足，后天失养，如劳倦过度、饮食不节、久病失治等因素损伤肝脾肾三脏，损伤真阴真阳，导致气血生化乏源或精血亏耗，则筋脉肌肉失去濡养，肌萎肉削，发为本病。

1. 脾胃虚损

脾为后天之本，津液气血生化之源，主四肢肌肉、主运化、主涎；胃主受纳，饮食入胃，游溢精气，上输于脾，脾气散精，上归于肺，布散于全身。脾胃虚弱，或因病致虚，由虚致损，损伤脾胃，使脾胃受纳运化失常，气血生化不足，无以生肌，四肢不得禀水谷之气，无以为用，故出现四肢肌肉萎缩，肌肉无力，甚至吞咽困难，咀嚼无力，张口流涎症状。脾虚累及肺脏，肺主气、主声，故出现语音含糊，构音不清，呼吸气短症状。

2. 脾肾阳虚

肾为先天之本，主藏精，精生髓，先天禀赋不足，精亏髓少，或劳倦伤肾，肾气亏虚，不能温煦脾阳，脾阳不振，不能运化水谷精微以濡养肌肉筋脉，故出现四肢肌肉萎缩、肢体无力。肾为作强之官，肾气之充沛，又需脾胃之补养，脾肾两虚则骨枯髓虚，形瘦肉萎，腰脊四肢痿软无力。

3. 肝肾阴虚

肝藏血，主筋、主风、主动；肾藏精，主骨、主髓。先天不足，肾精亏虚，或房事不节，或劳逸过度，精损难复，阴精亏损，虚阳浮动，肝血不能濡养筋脉，虚风内动，故见肌束颤动，肢体痉挛。

除此之外，尚可出现湿热浸淫，虚实夹杂的证型。脾土恶湿喜燥，肝脏体阴用阳，肺朝百脉，通调水道。脾虚失运则聚湿化热，火与元气不两立，一胜则一负，于是阴火内炽。阴火主要是下焦肝肾之火，肝经湿热浸淫，流注于下，筋骨痿软无力。另外，脾胃虚弱，内生湿热，阻碍运化，精微物质不能上输于肺，百脉空虚，肌肉组织失养。故本型为虚实夹杂之证。

（二）诊断要点

本病诊断主要依靠肌电图和临床表现，最常见的临床症状有：

（1）肌肉萎缩。本病患者有不对称性、不同部位的肌肉萎缩症状。以上肢远端或近端肌肉萎缩居多，下肢肌肉萎缩次之，或躯干颈部肌肉萎缩，或舌肌萎缩甚至不能伸舌出口（伸舌不过齿）。脾主肌肉，肌肉形体属阴，阴为精，阴成形，此精此形，即是真阴之象，观外在形质之坏与未坏，即可以察其真阴之伤与未伤。病至晚期，大肉脱落，此乃肝、肾真阴亏损之象。

（2）肌肉震颤。患者可出现不同程度的肌束震颤，震颤部位之肌肉其后逐渐萎缩。肝藏血，主风，阴血不足，肌肉失养，虚风蠕动，是为肝病传脾。

（3）肢体无力。具体表现为不同程度的肢体无力，或上肢无力不能举递，或下肢肌无力行走困难，或颈软头倾。肌肉既已萎缩，运动失去物质基础，肢体逐渐废而不用，其与脾、肾、肝三脏相关。

（4）构音不清。病情重则不能言语，此症由肾髓受累，舌肌震颤、萎缩所致。肾主纳气，肺主声音，气血亏虚则不能充养肺金滋养肾气，使得气机无力鼓动声门。

（5）脊柱变形。督脉行走背脊，肾主身之骨髓，此督脉肾经病变。由于脊柱畸形，该病早期容易被误诊为颈椎病、胸椎病或腰椎病。

（6）吞咽困难，时有呛咳。咽为肾关，脾主运化，胃主受纳，虚损者摄纳运化无权，吞咽饮食功能亦随之低下。

（7）肢体不温。肌肉萎缩部位肢体冰冷不温，即张景岳所谓虚损病症"阳非有余、阴本不足"。肌肉之温煦，皆由阳气所化生，难得而易失者惟此阳气，既失而难复者亦惟此阳气。

（8）其他症状。关节拘挛呈爪形手或颈部歪斜、口水痰涎多、汗多、便秘、舌质淡黯、舌根部苔厚腻或剥落。侧索硬化慢性或隐袭起病，初为气结在经，久则伤血入络，提示该病病程长，多兼有痰瘀或痰瘀阻滞经络。

总之，本病临床之三大表现为肌肉萎缩、肢体无力、肌肉震颤，主要是从中医脏腑学说的脾、肾、肝三脏考虑。需要指出的是，本病不单纯是虚证，往往有虚实夹杂的情况。尤其在南方，肝肾阴虚湿热型的患者很多。岭南土卑地薄，气候潮湿，若久处湿地，或冒雨露，浸淫经脉，使营卫运行受阻，郁而生热，久则气血运行不利，筋脉肌肉失去濡养而弛纵不收，乃至肌肉萎缩。临床以虚证多见，或虚实夹杂，与脾肾关系最为密切，常见证型有脾胃虚弱、脾肾虚损、肝肾阴虚。

（三）辨证论治

一般的治疗原则为补脾益损，温养肾阳，滋补肝血，养阴祛湿。

1. 脾胃虚弱，痰瘀阻络

症见肌肉萎缩，肢体痿软无力，或有肌肉颤动，少气懒言，语音低弱，咀嚼无力，吞咽不顺利，张口流涎，食少，便溏，腹胀，面色淡白无华。舌质淡，舌体胖嫩，舌苔薄白或白腻，脉细。此证多见于发病早期。治以补中益气，除痰通络。

治以补中益气汤加减：黄芪30克，白术15克，人参（党参或太子参）30克，升麻10克，柴胡10克，当归10克，陈皮5克，甘草5克，何首乌15克。方中黄芪量可加大到60克至90克。肾虚者加杜仲15克；脾虚兼夹湿热者，宜结合健脾养阴祛湿，可加山药、石斛、薏苡仁；肌肉震颤者加白芍、钩藤、大枣；肌肉萎缩严重者加紫河车。

2. 脾肾虚损，气弱血少

症见肌肉萎缩，肢体痿软无力，肌肉时有颤动，或脊椎畸形，腰酸颈垂，畏寒肢冷，呼吸气短，精神疲惫，语音含糊，吞咽困难，咳嗽无力，小便清长，性功能低下或月经失调。舌质淡，舌体胖嫩，舌苔薄白，脉沉细。此证多见于发病中期。治以健脾补肾，益气养血。

治以右归丸合补中益气汤加减：制附子5克，肉桂6克（后下），鹿角胶10克（烊化），黄精10克，牛膝15克，山药15克，山茱萸15克，党参30克，黄芪30克，当归10克，白术15克，甘草5克。腰膝酸软，竖颈困难者加杜仲、肉苁蓉、巴戟天；湿热者加石斛养阴，薏苡仁祛湿；肌肉震颤者加白芍、钩藤、大枣；肌肉萎缩严重者加紫河车、龟甲、鳖甲。

3. 肝肾阴虚，真阴不足

症见肌束震颤，肌萎肉削，大肉瘦脱，形体消瘦，筋骨拘挛，动作益衰，甚至步履全废，大便秘结。舌质红，舌体痿软、薄瘦，舌苔少，脉细数。此证多见于发病中后期。治以滋补肝肾，养阴治形。

治以左归丸合六味地黄丸加减：生地黄15克，熟地黄15克，龟版胶12克（烊化），女贞子15克，菟丝子15克，牛膝15克，山药15克，山茱萸15克，茯苓15克，鹿角胶10克（烊化）。肌束颤动明显者加白芍、桑椹；大便秘结者加柴胡、枳实；咳痰无力者加桔梗、枳壳；阴虚内热者可去鹿角胶；此外可配用紫河车粉补益肝肾。

4. 气阴亏虚，湿郁化热

若为湿热浸淫所致的虚实夹杂之证，则症见四肢痿软乏力，身体困倦沉重，肌肉跳动，肢体麻木，身热口干，痰涎多，咳嗽气短，胸痞脘闷，小便短赤涩痛。舌质红，舌苔黄腻，脉弦数。此证多见于合并感染，或不耐温补，壮火食气。治以清热化湿，补虚泻实。

治以四妙散加减：黄柏15克，苍术5克，草薢15克，防己10克，牛膝15克，石斛15克，薏苡仁30克，黄芪30克，茯苓15克，甘草5克。湿热甚者，去苍术，加麦冬、玄参或知母、生龟甲以养阴清热；如肢体麻木，关节活动不利，舌紫，脉细涩，为瘀之征象者，加丹参、赤芍、桃仁、红花以加强活血通络之效；根据"痰瘀相关"理论，也可用除痰药物，如浙贝母、竹茹、路路通等。

（四）汤剂强肌灵（邓铁涛验方）

黄芪45克、五指毛桃30克、太子参30克、白术15克、肉苁蓉10克、紫河车10克、杜仲15克、山茱萸10克、当归10克、何首乌15克、土鳖虫5克、全蝎6克、甘草5克。

肌束震颤甚者加僵蚕10克，或蜈蚣1～3条；肌肉萎缩甚者加鹿角霜30克、肉苁蓉15克；肢体无力甚者加千斤拔、牛大力各30克；痰涎多者加猴枣散1支；舌质黯，舌苔腻浊者加川芎10克、薏苡仁20克；兼外感者加云母10克、豨莶草15克。

补肾养肝益脾，强肌健力治痿软，是治疗该病的主要原则。临床用药，黄芪仍需要大量使用，从45克起至120克，五指毛桃、千斤拔、牛大力等岭南草药协调黄芪强肌健力，使之补而不燥，辅以太子参或党参、白术补脾益气。补肾益髓中药首选紫河车，以及杜仲、巴戟天、肉苁蓉、熟地黄。养肝用当归、山茱萸、何首乌，而熄风除颤软索可选用虫类药物如土鳖虫、僵蚕、全蝎、蜈蚣等。

经临床观察，根据上述治疗原则组方用药，都能够有较好的疗效，短期内患者症状得到明显改善，女性患者疗效较男性佳。由于该病为慢性消耗性虚损性疾病，其病残率及病死率均较高，要正确评价药物的疗效，还需做长时间的随访。

二、肌营养不良症

肌营养不良症也称为进行性肌营养不良，是一组原发于肌肉的遗传性疾病，主要临床特征为骨骼肌的无力和萎缩，多由肢体近端开始，呈两侧对称性进行性的肌肉无力和萎缩。

脾肾虚损、气血不足为该病的主要病机，与中医肾、脾两脏关系最密切。肾主藏精，为先天之本，先天遗传疾病多从肾去认识；脾主肌肉、恶湿，脾虚则生痰、生湿浊，脾不运化，湿浊内生则出现肌肉假性肥大等，晚期多并发心功能的损害；胸廓肋间肌肉萎缩，则肺脏失去屏障，出现咳嗽、呼吸困难、痰多等症。脾肾虚损，累及心肺，心主血脉，肺主气，司呼吸。

（一）脾肾两虚（脾肾虚损）

症见小腿或肩背肌肉假性肥大，四肢软弱，不能抬举，腰膝酸软，步履乏力，手臂无力难以握持，肌肉萎缩，咀嚼无力，常有流涎，四肢不温，大便溏薄，舌质淡，舌体胖，舌苔少，脉沉迟。

用药：肉桂、熟附子、鹿角胶、熟地黄、杜仲、山茱萸、肉苁蓉、当归、党参、白术、紫河车、黄芪、续断、炙甘草。肌肉假性肥大者加鳖甲或土鳖虫。

（二）肝肾阴虚

症见较晚学会走路，行走缓慢，鸭行步态，不能跑步，易于绊跌，肌肉萎缩无力，头晕耳鸣，腰膝酸软，可有肌病面容，或小腿或肩背肌肉假性肥大，舌质红，舌苔少，脉细数。

用药：山茱萸、山药、熟地黄、牡丹皮、茯苓、泽泻、当归、白芍、鹿角胶、紫河车、陈皮、杜仲、牛膝、续断。肌肉假性肥大者加鳖甲或土鳖虫；气虚者加黄芪、党参以益气健脾。

（三）气血虚弱

症见肢体软弱无力，手不能持重物，步履缓慢，起蹲困难，肌肉萎缩，最后可发生肢体挛缩，畸形。并有心悸气短，面白无华，食少不化，舌质淡，舌体胖，舌苔薄白，脉沉细无力。

用药：熟地黄、牛膝、炒白术、何首乌、杜仲、炙甘草、当归、党参、石斛、薏苡仁、白芍。肌肉假性肥大者加土鳖虫、鳖甲。

（四）强肌健力Ⅱ号方（邓铁涛验方）

黄芪30～60克、防风3～6克、白术15克、鳖甲30克（先煎）、茯苓10克、熟地黄24克、山茱萸12克、土鳖虫3克、牡丹皮10克、山药60克、菟丝子15克、楮实子15克。

三、多发性肌炎及皮肌炎

多发性肌炎是横纹肌的弥漫性炎性疾病，可引起进行性、对称性肢带肌、颈肌和咽部肌肉软弱无力或萎缩。如同时有皮肤的损害，则称为皮肌炎。皮肌炎是一种较少见的自身免疫性结缔组织疾病，主要侵犯皮肤、肌肉及血管，严重时可并发各种内脏病变。临床以肌肉发炎及变性引起对称而多发的肌肉酸痛和触痛为主，并有痿软无力，同时皮肤发生毛细血管扩张，对称性充血，色素沉着等皮炎症状。皮损可先于肌肉数周至数年发病，也有肌肉为初发症状，或二者同时发病。主要临床表现为对称性四肢近端、颈肌、咽部肌肉的无力或肌肉萎缩，伴有肌肉压痛、血清酶增高等特征。本病患者女性多于男性，男女比例为1∶1.9。儿童期发病高峰在5～15岁，成人期发病高峰为30～50岁。

（一）病因病机

根据本病的不同表现，可将其归属于中医"痿病""痹证"等范畴。本病患者多是由于禀赋不足，气血内虚，病邪侵袭，致使湿热交结，气血凝滞，经络痹阻而发病。急性发病者，多见于儿童，儿童为稚阴稚阳之体，形体娇嫩，加之禀赋不足，正气内虚，不足以抗病，更显病邪凶悍，致使发病急剧，发生全身中毒症状，很快累及脏腑，数周内危及生命。慢性发病者，病程缠绵难愈，严重者日久内虚，形体受损，活动不能，终至危及生命。

（二）临床表现

本病急性期多为热毒炽盛，症见皮疹紫红肿胀，高热，口苦口臭，咽干，吞咽不利，面红烦躁，肌痛无力，关节肿痛，小便黄，大便干，舌质红绛，舌苔黄燥，脉弦数。亚急性期多为寒瘀痹阻，病情迁延，发展缓慢，症见暗红色斑块，局部肿胀，全身肌肉酸痛，有握痛感，软弱无力，伴有气短，乏力，食少，怕冷，舌质淡红，苔薄白，脉沉细而缓。病延日久，转为慢性期（此期患者最为多见），以阳气虚衰、肝脾肾虚损为主。症见皮损从颜面发展至上胸、四肢伸侧，皮色暗红或紫红，质硬，有细小鳞屑，局部肌肉萎缩，关节疼痛，形体消瘦，肢端发绀发凉，心悸，头晕，纳少，乏力，畏寒，便溏，腹胀，舌质淡红，舌体胖大，舌苔白润，脉细无力。若长期使用类固醇激素，四肢肌肉酸痛隐隐，近端肌肉萎缩，时感乏力，行滞语迟，腰酸腿软，甚则吞咽不利，足不任地，向心性肥胖。面部、四肢及躯干可遗有暗色红斑块或色素沉着。面色潮红，时有五心烦热、头晕、视物不清、口干、耳鸣、健忘、失眠等症状。舌质红，舌苔少，或中心剥苔有裂纹，脉细数。

（三）辨证论治

总之，本病以虚证居多，虚多实少，为肺、脾、肾三脏内伤虚损不足之证。在治疗上应时时顾护患者的正气，扶正祛邪，有利于疾病康复。多发性肌炎、皮肤炎的脏腑辨证以脾为主，病因辨证以湿为主，应从脾湿论治。

气阴两虚兼湿热郁结者，青蒿鳖甲汤加减：青蒿10克，鳖甲30克，地骨皮15克，知母10克，牡丹皮10克，太子参30克，茯苓12克，白术15克，甘草6克。兼见皮肤损害较明显者，可加冬瓜皮、白鲜皮、紫草、茶参。

湿热浸淫兼气血不足者：北杏10克，白蔻仁6克（后下），薏苡仁30克，厚朴6克（后下），法半夏10克，通草6克，滑石30克（先煎），淡竹叶10克，五指毛桃30克，千斤拔30克，鸡血藤30克，防己12克。兼皮损者，加茵陈蒿30克，土茯苓30克，白鲜皮30克，蛇床子10克。

第六节

医案选介

一、睑废（重症肌无力）

案1：胡某，男，55岁，2000年5月2日初诊。

【主诉】左眼睑无力8个月。患者无明显诱因出现左侧眼睑无力，视力受影响，斜视时视物不清尤甚，舌质淡，舌苔白厚，脉数，有高血压病史。在外院诊断为重症肌无力，一直用强的松每日20毫克治疗。

【诊断】中医诊断为睑废（脾胃虚损）。西医诊断为重症肌无力。

【处方】黄芪60克，五指毛桃、党参、薏苡仁各30克，白术20克，何首乌15克，枸杞子12克，柴胡、当归各10克，陈皮、甘草各3克。

【二诊】服药6剂后，患者出现头晕、胸闷症状，血压为150/90毫米汞柱，请邓铁涛会诊。邓铁涛认为，患者原有高血压病史，头晕胸闷为气虚阳浮所致，服药后血压升高，与升麻、柴胡提升助阳有关，但黄芪不可去。

【处方】守原方去升麻、柴胡，加桔梗3克轻用以代之。

【三诊】服药14剂后，患者头晕胸闷症状减轻，诸症稍缓解，血压130/80毫米汞柱，但有时波动至150/90毫米汞柱。

【处方】守原方，黄芪用至100克，配菊花10克以益气清肝熄风而降压。

【四诊】服药14剂后，患者血压平稳，维持在130/80毫米汞柱左右，眼睑仍觉轻度重坠、胀痛，斜视时视物模糊，饮食及二便正常。故调整治法用药，强的松减为每日5毫克，加桔梗用量以升清载药上行，宜予清肝养血之品。

【处方】五指毛桃、黄芪各60克，太子参40克，鸡血藤24克，白术18克，何首乌、薏苡仁各15克，桔梗、桑椹各10克，菊花6克，陈皮、甘草各3克。

【五诊】服药15剂后，患者眼睑胀痛消失，左眼睑轻度坠胀，斜视时仍觉轻度模糊，说话多及情绪激动时加重，休息较好时缓解，饮食及二便正常。

【处方】邓铁涛认为，病在左侧，根据中医左血右气的理论，加四物汤以加强补血之力。

【六诊】服药40剂后，患者症状又见减轻，但仍未愈，左眼视物模糊，复视。

【处方】药力欠宏，守原方加大黄芪量至120～150克，并加桑寄生、菟丝子、杜仲等补肾药。

【七诊】服药14剂后，患者症状改善明显。

【处方】嘱患者停用激素，守原方治疗。

该患者共治疗14个月，服药500余剂而愈。

案2：蔡某，男，7岁，2001年5月初诊。

【主诉】患者2001年3月出现左眼睑下垂，在当地医院诊断为重症肌无力，予新斯的明静滴，强的松和溴吡斯的明口服治疗后病情好转。现症见形体瘦弱，表情呆滞，左眼睑轻度下垂，汗多，无其他不适症状。目前该患者用药为强的松5毫克，溴吡斯的明60毫克，每天一次，维持治疗。

【处方】黄芪30克，党参15克，白术12克，陈皮2克，升麻10克，柴胡6克，当归6克，何首乌12克，枸杞子10克，山茱萸10克，玄参6克，甘草3克。

【二诊】服药15剂后，患者症状如前，无明显变化，欲减少西药用量。

【处方】上方黄芪增至40克，何首乌增至15克，沙苑子10克易当归。嘱其先减1/4粒强的松，维持2周，如无反复，再继续减量。

【三诊】服药30剂后，患者症状无明显变化，由于睫毛内翻，常易流泪，欲做手术纠正，强的松减为2.5毫克，每天一次。

【处方】守上方加太子参30克。嘱其不要着急手术，可予氯霉素眼药水滴眼。

【四诊】服药60剂后，患者左眼睑轻度下垂，强的松已停服一个月，未有不适。

【处方】考虑到北方冬天寒冷，上方黄芪增至45克，党参增至20克，何首乌增至18克。

【五诊】服药90剂后，患者精神好转，形体略胖，左眼睑下垂好转。停服溴吡斯的明。

【处方】黄芪60克，党参50克，白术18克，升麻10克，柴胡10克，陈皮3克，何首乌20克，枸杞子10克，沙苑子10克，黄精15克，当归6克，玄参6克，甘草3克。

【六诊】服药60剂后，患者精神好转，面色红润，无眼睑下垂，体重增加，汗多。

【处方】黄芪45克，党参20克，白术12克，升麻10克，柴胡10克，陈皮3克，何首乌15克，枸杞子10克，太子参20克，山茱萸10克，浮小麦30克，甘草3克。

【七诊】服上药后，患者病情稳定，无不适，欲将中药加工成丸剂。

【处方】黄芪30克，党参15克，白术10克，升麻6克，柴胡6克，陈皮3克，何首乌15克，枸杞子10克，太子参20克，肉苁蓉6克，巴戟天6克，浮小麦30克，甘草3克。

后患者来信告知，已将上方加工成丸剂，嘱其坚持服药2年，以防病情反复。

二、痿病（运动神经元疾病）

陈某，女，48岁，1999年4月19日初诊。

【主诉】患者于3个月前出现右上肢无力，逐渐波及右下肢，并出现肌肉跳动，语音含糊不清，症状日渐加重。

【辅助检查】发音不清，咽反射减弱，软腭提升尚可，舌肌萎缩，震颤，右侧肢体肌张力降低，肌肉萎缩，肢围比健侧小1厘米，肌力Ⅳ级，腱反射减弱，病理征阴性。舌质淡，舌体胖，舌苔薄白，脉细弱。

【诊断】西医诊断为运动神经元疾病，进行性球麻痹。中医诊断为痿病，脾肾两虚型。

【治则治法】治以健脾补肾为法。

【处方】黄芪60克，五指毛桃、千斤拔、牛大力、鸡血藤各30克，党参、杜仲、茯苓各15克，白术12克，陈皮3克，桑寄生20克，甘草6克。

【辅助治疗】配合针灸治疗，取穴肩髃、曲池、手三里、合谷、髀关、伏兔、足三里、阳陵泉、悬钟、太溪，均为右侧，以及脾俞、膈俞、肾俞、上颈段夹脊、风池。以提插补法为主，配合温针灸。每天1次，10天为1个疗程。

治疗4个月后，患者右侧肢体肌力达Ⅴ级，恢复正常肌力，肌肉跳动消失，走路平稳，舌肌萎缩明显改善，但讲话仍有鼻音，舌肌震颤，出院后继续服用中药。半年后随访，患者病情明显好转，已恢复正常工作。

三、痿病（进行性肌营养不良）

赵某，男，6岁，2004年8月18日初诊。

【主诉】行走易跌倒、上楼困难4年余，加重1年。患儿1岁4个月时开始独立行走，但易跌倒，上楼困难，自幼很少跳动。近一年来上楼更加困难，需家长帮助。今年一月在四川大学华西第二医院诊断为进行性肌营养不良，检查示：磷酸肌酸激酶1 210 IU/L。症见神清，精神疲倦，上楼困难，行走尚稳，咽部不适，汗多，纳一般，大便烂；构音不清，筋惕肉瞤，肢体肌肉萎缩乏力；舌质红，舌苔薄白，脉细数。

【查体】右侧颈前可触及数个黄豆大小的淋巴结，表面光滑，咽部稍充血，左侧扁桃体Ⅰ度肿大。四肢关节无畸形，双侧肩胛部肌肉萎缩，右足轻度下垂，双侧腓肠肌假性肥大。四肢肌张力正常，双上肢肌力Ⅴ级，双下肢肌力Ⅳ级，膝腱反射未引出，奥本海姆征阳性。

【诊断】8月20日邓铁涛教授为患者诊治，辨为痿病，脾胃亏损型，治以补中益气汤加减。

【处方】黄芪30克，防风5克，白术15克，党参20克，茯苓15克，五指毛桃30克，山药20克，柴胡6克，升麻6克，当归10克，陈皮3克，甘草5克，浮小麦30克。

【二诊】服药后患者神志清，精神可，肢体乏力较前减轻，但仍汗出较多，二便正常。

【处方】在前方基础上加大黄芪用量至60克，防风用量加至10克。

服药后患者症状进一步好转，汗出明显减少，精神好，肢体乏力及肌肉跳动症状明显减轻。

四、肌痹（皮肌炎）

案1：梁某，男，14岁，1993年2月12日初诊。

【主诉】四肢无力伴疼痛5个月余，面部皮肤蝶形红斑9年余。患者5岁时因一次发烧后，左侧脸部近颧骨处皮肤出现一小红斑，无痛痒，未做系统治疗，后渐向鼻梁两侧颊部扩展，7岁时红斑已形成蝴蝶状，前往中山大学附属第二医院皮肤科诊治，经血、尿等相关项目检查排除"红斑狼疮"病变。当年回乡下生活20余天，进食清凉之品，红斑曾一度消失，后又复发。1992年9月患者发烧（体温38℃）后出现四肢无力伴肌肉疼痛，登楼困难，双腿疼痛明显，1993年1月20日至2月20日入某医院诊治，经检查为皮肌炎，行激素治疗（强的松15毫克，每天3次），症状未见改善兼见颈肌疼痛，自行出院要求中医治疗。患者现症见额面部对称性红斑，四肢肌力减弱，下蹲起立无力，需用上肢撑持帮助，伴大腿肌肉疼痛，上楼困难缓慢，需用双手攀扶楼梯扶栏。双大腿肌肉瘦削，四肢肌肉压痛，颈肌疼痛，低热，体重下降（44.5千克）。舌质红，舌体嫩，舌苔白厚，脉细稍数无力。

【辅助检查】血清抗核抗体阳性，补体C4 0.7克/升，血沉34毫米/小时，心电图显示为窦性心律不齐，肌电图显示为肌源性损害。

【诊断】中医诊断为肌痹（皮肌炎），中医辨证为气阴两虚，湿热郁结肌肤，痹阻经脉。

【治则治法】治则为养阴益气，健脾除湿，活络透邪。

【处方】青蒿10克，鳖甲20克，地骨皮20克，太子参24克，牡丹皮10克，茯苓15克，白术15克，知母10克，甘草6克。

【二诊】2月19日，服药后患者自觉下蹲时腿部肌肉疼痛感减轻，体力增加，能独自登上六楼，但感气促，大便由两天一次转为一天一次，额面部皮肤红斑颜色变浅。舌边红，舌体嫩，舌苔白稍厚，脉细、重按无力。

【处方】效不更方，方中太子参、地骨皮、鳖甲用量加至30克，白术减为12克。

【三诊】3月12日，经一个月的中药治疗后，患者面部红斑逐渐缩小，颜色变淡，长痤疮，双臂力及下肢肌力均增强，肌痛减轻，腿部肌肉复长增粗，唯下蹲稍乏力。强的松用量于半月前由每次15毫克减为每次10毫克，每天3次，现再减为早晨10毫克，中午和晚上各5毫克。近4天来伴鼻塞，有痰，偶咳。舌质红，舌体嫩，舌苔白，脉细右尺沉，左尺弱。

【处方】青蒿10克，鳖甲30克（先煎），地骨皮30克，知母12克，牡丹皮12克，茯苓12克，白术10克，太子参30克，北杏10克，桔梗6克，橘络6克。

【四诊】4月9日，近一个月以上方加减治疗，患者面部红斑继续缩小近消失，肌肉复长，体重比入院期间增加7千克，肌力增强，下蹲时肌痛消失，动作较前灵便，多行不觉疲乏。强的松剂量逐渐减至每次5毫克，每天3次与每天2次交替。满月脸有所消瘦，半夜易醒，口干多饮，痤疮反反复复。舌质略红，舌苔白，脉细尺弱。

【处方】青蒿10克，鳖甲20克（先煎），地骨皮30克，知母12克，生地黄12克，牡丹皮10克，五指毛桃30克，太子参30克，茯苓12克，山药18克，白术12克，甘草6克。

【五诊】6月19日，患者已服中药133剂，强的松减至每天5毫克，肌肉疼痛及面部红斑完全消失并无反复，四肢肌力已恢复正常，体育活动与同龄少年无异，体重增至53千克（符合标准体重），但面部痤疮较多，口干，多梦。近日行血、尿等有关项目检查，除血沉为27毫米/小时外，余项未见异常。舌质淡红，舌体嫩，舌苔白，脉细。

【处方】太子参24克，青蒿10克，鳖甲30克（先煎），地骨皮30克，生地黄12克，知母10克，牡丹皮10克，紫草10克，旱莲草10克，女贞子16克，甘草3克。

该患者以后的治疗一直坚持以四君子汤合青蒿鳖甲汤为基本方，或选加五指毛桃以益气，选加何首乌、夜交藤、楮实子以养阴，或佐以丹参、鸡血藤以活血生血。暑热天时，曾选西瓜皮、冬瓜皮、苦参、紫草以解暑清热，治疗痤疮、毛囊炎。服药至1994年1月1日，将激素（强的松）完全减停，患者症状完全消失并未复发，病已告愈。唯其父母恐其复发，让患者断断续续治疗至1996年，此期间曾做多项相关检查均无异常，追踪8年病未再发。

案2：胡某，男，4岁，1981年12月4日初诊。

【主诉】患者于8个月前额部、眼睑、双颧出现水肿性淡紫色红斑，继而手臂掌背皮肤均出现紫红色斑片，手指压痛，肌肉酸痛，甚则躯干四肢肌痛无力，致使不能自持而倒地，时有发热。曾在香港某医院住院检查治疗，确诊为"皮肌炎"，给予激素治疗，症状一度缓解，但激素减量后，症状反复，被迫加量服用激素。当地医院医生曾断言须终身服用激素，带病延年。患者因苦于激素的种种副作用，遂来广州求治。患者现症见全面部及手背满布淡红色斑片，手部肌肉压痛，双手握力减弱，双上肢抬举活动尚可，但觉费劲，四肢肌肉时觉酸痛，怠倦气短，时有低热，舌质黯，舌体嫩，边有齿印，舌苔白，脉弦滑细、略数。

【辨证】气血亏虚，肌肤失养，阴虚内热。

【治则治法】益气养血，濡养肌肤，佐以养阴清热。

【处方】黄芪20克，五指毛桃30克，鸡血藤30克，茯苓15克，白术15克，山药15克，丹参15克，甘草6克，旱莲草12克，女贞子12克。嘱显效后将激素逐渐减量。

【二诊】1982年1月8日，患者服上方药34剂后，红斑逐渐消退，面部红斑已局限于前额及双颧，双手掌指关节略红，无触痛，肌痛消失，双手有力，已无倒地现象。舌质黯，舌体嫩，舌苔白，脉弦略数。初见成效，药已对证，治守前法。

【处方】按上方白术减至12克，丹参增至20克。

【三诊】1982年4月2日，患者服上方药至今，红斑完全消失，尚有少许色素沉着，肌力已增，活动自如，无肌痛及触痛，自觉良好。强的松已减至每天5毫克。舌质淡红，边有齿印，舌苔薄白，脉细，寸尺弱。

【处方】按二诊方加地骨皮12克，每晚加服六味地黄丸12克，并嘱患者继续减少激素用量。

患者坚持用上方治疗至1982年底，并于1982年10月底停用激素，病情稳定，未见反复。1983年至1984年均按益气养阴活血之治疗原则，并以二诊处方为基本方加减论治。每周服药一二剂至二三剂以巩固疗效。

【四诊】患者于1985年8月来访，自述已停用激素2年余，自觉一切良好，曾再到香港某医院复查，血、尿检查均正常。观其面色正常，无红斑及色素沉着，四肢活动自如，无肌痛及触痛，肌力如常人，疾病已基本告愈。为巩固疗效，仍需间断服药。

【处方】五指毛桃30克，黄芪15克，丹参15克，旱莲草15克，鳖甲30克（先煎），山药15克，太子参30克，北沙参18克，女贞子15克，百合18克，牡丹皮12克，甘草6克。

嘱其根据情况每月服药数剂以为调养之用。

第三章

邓铁涛脾胃学说与应用

第一节

略论脾胃学说①

　　脾胃为后天之本，是人体重要的脏腑。历代医家对脾胃进行了很多研究，各家对脾胃的论述，是我国医学的宝贵遗产之一，值得发掘、整理与提高。现就本人浅见做简单的介绍与论述，以就正于同道。

一、脾胃的概念

　　中医的脾胃实质是什么？这个结论要等将来中西医结合大量研究后才能得出。若要提个假设的话，我认为，从生理、病理的角度来看，中医的脾胃应包括整个消化系统的功能与有关的体液。若从治疗脾胃的角度来看，范围就更大，可以说，调理脾胃能治疗各个系统的某些有脾胃见证（甚或没有脾胃见证）的范围相当广泛的疾病。

二、《黄帝内经》论脾胃的功能

　　《黄帝内经》对脾胃功能的论述散见于各篇，现摘要列表如图3-1-1所示。

---

① 本文为邓铁涛教授1978年在广东省中医学会学术活动上的讲稿。

- 脾胃
  - 与整体的联系
    - 主肌肉
    - 主四肢
    - 开窍于口
    - 其荣在唇
    - 其志为思
    - 统血
    - 经络
      - 足太阴（脾经）
      - 足阳明（胃经）
  - 与外界的联系
    - 五行——土（脾为湿土，胃为燥土）
    - 四时——旺于四季之末（又主长夏——六月）
    - 六淫——湿
    - 五味——甘
    - 五色——黄
    - 五臭——香
    - 五声——歌
    - 五畜——牛
    - 五谷——稷

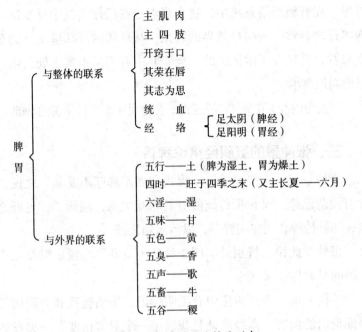

图3-1-1　脾胃功能摘要列表

脾与胃分属一脏一腑，共营受纳与运化的功能。《黄帝内经》论脾胃运化的过程大略如图3-1-2所示。

饮食 → 胃 → 脾
- 散精于肝 → 筋
- 浊气归心 → 脉 → 肺 {百脉、皮毛} 六腑 → 留于四脏 } 阴平阳秘
- 肺 → 膀胱 → 水精四布 → 五经 → 五脏 } 阴平阳秘

图3-1-2　脾胃运化过程

《黄帝内经》的有些论述，看起来较难理解，特别是与外界联系的部分。在脏象学说中，的确有其牵强附会的地方，要逐步加以扬弃。但《黄帝内经》把人体看成一个整体，并将脾

胃建立在脏腑经络系统中，这个观点已在医疗实践中反复证明确实行之有效。人与自然界的联系，从机体内外环境统一的观点来看，也是合于辩证法的。至于其中有不尽不实之处，则可以批判地继承。

《黄帝内经》论脾胃不止于此，但这是中医脾胃学说的基础。

三、张仲景的脏腑经络论脾胃

张仲景在《金匮要略》中提出"四季脾旺不受邪"之说，含有预防思想。又根据传统的五脏相互关系，强调了"见肝之病，知肝传脾，当先实脾"，以治未病之脏。

张仲景此说，特别是"四季脾旺不受邪"之说，对金元李东垣的影响是很深刻的。

《伤寒论》六经辨证中有阳明经证、阳明腑证和太阴病等辨证论治的内容。六经辨证是我国第一个对"伤寒"一类发热性疾病提出辨证的纲领，并从疾病的变动中，掌握其规律，总结出一套禁得起实践考验的治疗原则与治法方药。其中的阳明腑证和太阴病的辨证论治还可用于"杂病"。

四、李东垣的《脾胃论》

详见下一节"李东垣的脾胃学说及其在临床上的应用"。

五、张景岳论治脾胃

张景岳认为脾胃有病应当治疗脾胃。但脾为土脏，灌溉四旁，所以五脏都有脾胃之气，而脾胃之中也有五脏之气，所谓"互为相使"，五脏有可分和不可分的关系。因此，善治脾者，能调理五脏，即可以治脾胃。同样地，能治脾胃，使食进胃强，就可以安五脏。

脏腑虽分十一而同有阴阳，同此气血。假如其中有血瘀，那么承气、抵当之属总属脾胃之药。其中有血虚，则四物、五物、理阴、五福之类又孰非脾胃之药呢？

从五脏的相互关系来说："如肝邪之犯脾者，肝脾俱实，单平肝气可也；肝强脾弱，舍肝而救土可也。心邪之犯脾者，心火炽盛，清火可也；心火不足，补火以生土可也。肺邪之犯脾者，肺气壅塞，当泄肺以苏脾之滞；肺气不足，当补肺以防脾之虚。肾邪之犯脾者，脾虚则水能反克，救脾为主；肾虚则启闭无权，壮肾为先。至若胃司受纳，脾主运化。若能纳而不化，此脾虚之兆易见，若既不能纳又不能运，此脾胃之气俱已大亏，即速用十全大补、六味回阳等剂尤恐不及，而尚欲以楂、苓、枳、术之类冀为脾胃之永赖乎？是以脾胃受伤，但使能去伤者，即俱是脾胃之药。"张景岳的以上论述，是值得人们重视的，它不仅适用于治脾胃，而且也可引申到治五脏。这是五脏相关学说的具体应用。五脏是一个整体，治一脏可以调四脏，调四脏可以治一脏，中医治病灵活多变，采用不同的方剂，能治疗同一种病。这是把朴素的辩证法思想运用于医疗实践的一个例证，是中医学千百年总结出来的精华部分之一。

六、叶天士养胃阴说

清代华岫云在《临证指南医案·脾胃》案后对叶天士有关脾胃的见解曾加以阐述。华岫云指出，李东垣长于治脾而略于治胃，至叶天士始知脾胃当分析而论。胃属戊土，脾属己土，戊阳己阴，阴阳之性有别。脏宜藏，腑宜通，体用各殊。若脾阳不足，脾有寒湿，一脏一腑，皆宜于温燥升运，用东垣之法，效如桴鼓；若脾阳不亏，胃有燥火，则当遵叶天士养胃阴之法。"观其立论云，纳食主胃，运化主脾，脾宜升则健，胃宜降则和，又云，太阴湿土，得阳始运，阳明燥土，得阴自安，以脾喜刚燥，胃喜柔润也。仲景急下存津，其治在胃，东垣大升阳气，其治在脾。此种议论，实超出千古。"凡患燥热之证，或病后热伤肺胃津液，以致虚痞不食，舌绛咽干，烦渴不寐，肌燥高热，便不通爽，九窍不和，都属胃病。这就不能用黄芪、白术、升麻、柴胡等药，必先用降胃之法，所谓"胃宜降则和"，但不宜用辛升苦降或苦寒下夺药以损胃气，而应用甘平或甘凉濡润药以养胃阴，使津液来复，达到通降的目的。

根据本人的体会，萎缩性胃炎、胃酸减少等病症，以及其他疾病出现舌嫩苔少，甚或剥苔而舌质嫩红少津者，宜先养胃阴以固后天之本。

七、攻下派

脾胃学说，自李东垣以至叶天士，多从补虚方面加以发挥，虽然张景岳有"故善治脾者，能调五脏，即所以治脾也"的说法，但张景岳本身也是个温补派。

从现在的观点来看，在不少消化系统疾病中，应重视发掘"温补"的对立面——"攻下"的经验与理论。这方面的工作，近年已有不少可喜的成就。

攻下法早见于《伤寒论》和《金匮要略》。叶天士指出："仲景急下存津，其治在胃。"可见，叶天士养胃阴之说是受到张仲景的启发。近年来有不少报道，如治疗肠梗阻的大承气汤，治疗急性胰腺炎的大柴胡汤，治疗急性阑尾炎的大黄牡丹皮汤，都是《伤寒论》《金匮要略》中的方剂。足见汉代在"攻下"的理法方药方面已有一定的成就。

金代的张子和，治病强调用汗、吐、下三法，被后人称为攻下派。张子和说："下之攻病，人亦所恶闻也。然积聚陈莝于中，留结寒热于内，留之则是耶？逐之则是耶？《内经》一书，惟以气血通流为贵。世俗庸工，惟以闭塞为贵，又止知下之为泻，又岂知《内经》之所谓下者，乃所谓补也。陈莝去而肠胃洁，癥瘕尽而营卫昌，不补之中有真补者存焉。"（见《儒门事亲·凡在下者皆可下式十六》）张子和这个论点是有道理的。事物都是一分为二的，脾胃有虚证，也有实证；有寒证，也有热证。治疗方法自应有攻、补、温、凉，补之中又有补阳与养阴之别。把有关的学说集中起来，取长补短，就成为比较完整的脾胃学说了。

至于脾为湿土，有关其湿热、寒湿的病证，温病学派有很多论述，也是值得重视的。脾胃学说自《黄帝内经》起至近代历经两千多年，内容十分丰富，所涉及的领域较广，对临床医学贡献很大，就当前来看，对预防医学、基础医学中有关免疫问题，有很大的启发，值得深入钻研，估计今后脾胃学说的研究，将对中西医结合，乃至创造我国统一的新医药学做出较大的贡献。

第二节

李东垣的脾胃学说及其在临床上的应用①

脏腑学说中有关脾胃的论述内容丰富，是中医学的重要遗产之一。脾胃学说的代表著作首推金元时期李东垣的《脾胃

---

① 邓铁涛：《脾胃学说在临床应用上的体会》，《新中医》1973年第1期。

论》与《内外伤辨惑论》两书。此两书既继承了前代学说，又提出了新的见解，有所发明，有所创造。直至今天，用这一学说指导临床，确有一定的效果，值得加以发掘和提高。

李东垣学说主要有四个论点：内因脾胃为主论、升发脾阳说、相火为元气之贼说、内伤发热辨。

一、内因脾胃为主论

李东垣认为只要内在的元气充足，疾病就无从发生。元气充足与否，关键在于脾胃是否健旺。《脾胃论·脾胃虚实传变论》说："历观诸篇而参考之，则元气之充足，皆由脾胃之气无所伤，而后乃能滋养元气。若胃气之本弱，饮食自倍，则脾胃之气既伤，而元气亦不能充，而诸病之所由生也。"又说："至于经论天地之邪气，感则害人五脏六腑，乃形气俱虚，及受外邪，不因虚邪，贼邪不能独伤人，诸病从脾胃而生明矣。"就是说，不论外感还是内伤杂病，都是脾胃之气受损害所致。并进一步指出脾胃受伤，往往由于饮食失节、寒温不适、劳倦过度、七情所伤等积聚而成。李东垣此说是汉代张仲景《金匮要略》中"四季脾旺不受邪"说法的进一步发展。

从中西医结合的临床实践中体会到，脾胃论治的适用范围相当广泛，除了能治疗消化系统疾病外，属于循环系统、呼吸系统、泌尿系统、内分泌系统、神经系统等的多种疾病，都有采用治脾胃而收到良好效果的例子。

关于脾胃与人体防御功能的关系，临床上也有一些例子可做说明。广州中医学院与157医院协作，进行过一些实验研究，得到了初步的证明。如小儿营养不良，中医称为"疳积"，是脾胃损伤所致，用针四缝或捏脊的方法，均收到较好的疗效。在针四缝与捏脊治疗的前后，曾测定患儿能吞噬细菌的白细胞数及每个白细胞吞噬的细菌数（吞噬指数），发现治疗后都有不同程度的增加。又如白细胞减少症，邓铁涛用补中益气汤治疗，亦有一定的效果。现举例如下：

（1）何某，女性，33岁，教师。白细胞计数约3×10^9/升，曾服核苷酸未见效果。来诊时，倦怠，精神欠佳，面色黄滞，唇黯，舌体嫩，脉虚。处方用补中益气汤加人参。服药7剂后患者精神转好，后续服补中益气汤数月，白细胞计数恢复正常，3年来未再复发。

（2）李某，男性，45岁，干部。患白细胞及血小板减少症，曾住院治疗未见好转。治疗前白细胞计数2.6×10^9/升，血小板计数42×10^9/升。症见面色黯滞，四肢皮下有出血斑，舌体嫩、稍胖，脉虚。自觉精神欠佳，胃口尚好，时或头晕。处方：黄芪15克，党参15克，白术12克，柴胡9克，黄精12克，升麻5克，仙鹤草30克，陈皮3克，炙甘草5克，何首乌12克。上方即补中益气汤去当归加黄精、何首乌、仙鹤草。邓铁涛认为，当归对于血小板减少者不适宜，故用黄精、何首乌补血养肝肾，再加仙鹤草以止血，此三味主要为血小板减少而设。服上方1个月后，白细胞计数逐步上升，血小板则无增减。3个月后，白细胞计数为（5.5～7.2）$\times 10^9$/升，血小板计数为100×10^9/升。

从上述病例可见，脾胃受伤，使人体的元气不足，抗病能力减弱，其他疾病就容易发生，这是有道理的。也可以说脾胃健旺是防治疾病的重要内在因素之一。但是，如果说一切疾病的发生，都是由于脾胃受伤，那就不符合辩证法了。

脾胃健旺这一学说，应在预防医学中占一席位，并加以研究和发扬。

二、升发脾阳说

李东垣认为脾胃是人身气机升降的枢纽。脾主升，把水谷精微之气，上输心肺，流布全身。胃主降，使糟粕秽浊从下而出。一升一降，使人体气机生生不息。他主张升清降浊以调理脾胃，而升清降浊两者中，主要方面又在于升清。他认为许多疾病（包括五官疾病）与脾阳不升有密切的关系，故创立不少以升阳为主的方剂，如补中益气汤、升阳益胃汤、升阳除湿汤、升阳散火汤、升阳补气汤等，都是以升发脾阳为宗旨。

上述方剂中以补中益气汤最为著名。此方以人参、黄芪、甘草等甘温之品补中气；白术甘燥以健脾；当归质润，辛温入血以配人参、黄芪，气为血帅，血为气母，补气为主配以血药，当归质润以配白术之燥，使补阳不致有所偏；陈皮行气以反佐人参、黄芪，足见配方含有朴素的辩证法思想；本方加入升麻与柴胡有画龙点睛的作用，这不得不归功于升发脾阳这一指导思想。补中益气汤的主药应为人参、黄芪，而黄芪更是主药中的主药，但如果补中益气汤不用升麻、柴胡，升提之力便大为逊色，这是临床实践所反复证明的事实。下面仅就几种疾病的临证治疗来看补中气升提的效果。

在升提这一思想的指导下，近十多年来，用补中益气汤治疗子宫脱垂、胃下垂等疾病的疗效是肯定的。邓铁涛1969年治疗了一位中年妇女，因肩挑过重，腰部扭伤跌坐于地，经过治疗，腰伤治愈，但小腹部于晨起后逐渐鼓胀如球，服破气活血药后胀更甚。诊其脉虚舌嫩，起病于用力过度之后，论断为中气受损，便用补中益气汤，加服人参，并嘱其晨起用布带紧束小腹部。服药约1个月，腹胀逐步减轻，无须束带，小腹不胀。后因孩子顽皮大怒一场，翌日腹胀复发，经X线细致检查，发现小肠下垂，患者缺乏信心，中断治疗。但前段的治疗证明是有效果的。后因大怒伤肝，肝气横逆，脾气受损，遂致功亏一篑又再下垂。

在升提这一思想的指导下，邓铁涛对血压偏低的患者用补中益气汤加减，往往收到良好的效果。另举一个舒张压偏高而脉压差小的病例于下：

邵某，男性，54岁，干部。时当夏令，症见头晕，倦怠，睡眠欠佳，胃口不佳，血压105/（90～87）毫米汞柱。诊其面色黯滞，唇稍黯，舌质淡黯，舌体嫩，舌苔白润（稍厚），脉软稍数而重按无力，寸尺俱弱。患者一向血压偏低，舒张压从来没有这么高过。从症、脉、舌三象来分析，此证属脾胃素虚。患者最近工作时至深夜，致肾阴有所损耗，肝阴便为之不足，致肝阳相对偏亢。病为阴阳俱虚，治疗脾阳当升而肝阳应降，但升提不能太过，潜降不应过重。处方：党参15克，茯苓12克，白术12克，甘草5克，干莲叶9克，扁豆花9克，龟甲30克，素馨花5克。

此方用四君子汤以健脾，李东垣认为干莲叶有升发脾阳的作用，故与扁豆花同用以升脾阳兼解暑，用龟甲以潜肝阳，素馨花以疏肝气。服药3剂后，患者精神转好，脉转细缓，血压为95/（79～80）毫米汞柱，脉压差仍小。处方：照上方加黄芪9克，去干莲叶与龟甲。服药3剂后，血压在100/（75～80）毫米汞柱。当脉压差超过20毫米汞柱时，患者症状便消失。此后改用补中益气汤，服药后患者精神较好，面色转润，脉稍有力，血压在105/（70～80）毫米汞柱。继续服用补中益气汤1个月余，以巩固疗效。

近几年来，邓铁涛以健脾阳的方药为基础，随证加减，治疗一些脾虚型的慢性肝炎、肝硬化患者，有些收到较好的效果。现举一例如下：

梁某，男性，47岁，社员。1968年7月，患者经几家医院诊断为血吸虫肝硬化，病已垂危，家人为之准备后事。邀诊时患者卧床不起，诊其面色苍白无华，气逆痰多，说话有气无力，纳呆，腹大如鼓，静脉怒张，肝区痛夜甚，四肢消瘦，足背微肿，唇淡，舌体瘦嫩，舌苔白厚，脉细弱。此为脾虚不能健运，水湿停留所致。治以健脾为主，兼予养肝、驱虫。处方：①白参9克，陈皮1.5克（炖服），以健运脾阳；②太子参12克，茯苓9克，白术12克，何首乌15克，菟丝子12克，丹参12克，楮实9克，谷芽24克，芜荑9克，雷丸12克，甘草5克。两方同日先后服。服药后第2天，精神稍好，肝区痛减，能起床少坐，尿量增加，舌苔有些斑剥，下生新白苔，是病有转机、脾得健运、湿浊退减的征兆。继续服上方2天，第4天后①方中的白参改为人参（吉林参）9克，陈皮改为1克，第8天开始改为隔天服，继续服4剂，以后停服。②方从第四剂开始去丹参、谷芽，加当归12克，威灵仙12克，以活血软坚化结。服药20剂后，腹水已消失，能步行25分钟来卫生所就诊，但粪便检查显示血吸虫卵数并未减少。证明上方驱虫无效，症状减轻全在于健脾。加减方再服20多剂，患者已能干些轻农活，精神胃口均佳。数月后，自觉精神体力均佳。但由于血吸虫未能驱除，不幸于1969年6月旧病复发，不治亡故。

三、相火为元气之贼说

李东垣认为，饮食不节，寒温不适，足以损伤脾胃。喜怒忧恐，劳累过度，便耗损元气。当脾胃受伤、元气不足时，心火可能独盛。但这种独盛的心火，不是真正的阳火，而是阴火，是代替心火的相火，这种相火是下焦包络之火，为元气之贼。这种火与元气不两立，一胜则一负。

明代张景岳对李东垣这一论点有异议，认为于理不通。张景岳在《景岳全书·论东垣脾胃论》中指出："元气既损，多见生旺的阳气日减，神气日消，怎能反助心火？脾胃属土，得火则生，怎么能说火胜侵犯脾土？为什么不说寒与元气不两立，而反说火与元气不两立呢？"并批评李东垣用药多而轻，补中益气汤中加入0.6～0.9克的黄芩、黄连以制火，虽然败不了元气，但用2克左右的人参、白术却补不了元气。

张景岳的理论较符合中医传统理论。但《脾胃论》中一再提及火与元气不两立，再三提及火乘土位。考其用方，又往往于升阳药中加入黄芩、黄连，并制定"补脾胃泻阴火升阳汤"。可见李东垣的这一论点是有实践为根据的，不过他的分析的确难以自圆其说。应该说，在临床中往往见脾胃气虚而兼见虚火之证，不应说火与元气不两立。这类疾病可能在当时更常见，因此，李东垣便提出火与元气不两立之说。今天临床所见这样的例子也不少。邓铁涛也常在补脾药中加黄芩、黄连以治胃病。例如四君子汤合左金丸治疗胃溃疡、胃窦炎，均有一定的效果。举例如下：

例1：严某，男性，49岁，干部。患胃痛多年，症见上腹部胀痛，放射至背部，空腹时恶心，胃口一般，不泛酸（胃酸检查偏低），胃部有灼热感，大便时溏，唇黯，舌质红，舌体嫩，边有齿印，舌苔白润，脉细，血压偏低。X线检查为胃窦炎，胃黏膜脱垂。从症脉分析，证属脾胃虚，胃部有灼热感是虚火的一种表现。治以健脾疏肝兼降虚火。处方：太子参15克，茯苓12克，白术12克，柴胡6克，黄连1.5克，栀子5克，郁金6克，升麻5克，吴茱萸1克，枳壳5克，炙甘草5克。服药7剂后，患者胃痛减轻，恶心减少。二诊时，郁金改为12克，栀子改为3克，每天2剂。以后按此原则加减为方，于胃部灼热感消失之后，去郁金、栀子。服药3个月后症状基本消失，精神振作，X线检查接近正常。

例2：孙某，男性，军医。患者急剧腹痛，从1963年9月开始1年内发作7次，前3次腹痛先从左上腹转右下腹以至整个下腹部，痛后1小时即剧烈呕吐，先吐食物后吐黏液，约6～8小时后疼痛逐渐消失，无发热，无黄疸，大小便正常，腹部柔软，无压痛，移至下腹部后则出现压痛及反跳痛，白细胞计数（10～16）×10^9/升。该患者曾诊断为胃痉挛、急性肠炎、阑尾炎等，应用一般疗法。第4次腹痛发作，历时8小时，腹痛消失后即出现寒战，发热达39.8℃，过6小时全身出汗后恢复正常。后3次约1个多月即发作1次，疼痛逐次加剧，疼痛时间延长为8～14小时，痛后即寒战发热（38～40.5℃），多在1天内消退，次日即出现黄疸，黄疸指数分别为25、13、13单位，均在一至两天内消退。待病消退后，患者精神大受损害，不能工作，待精神恢复能工作半天，而下次疼痛又至。住院时曾做十二指肠引流、胆囊造影，结果均正常，淀粉酶检查、肝功能检查结果都正常，胆囊超声波检查，胃肠钡餐透视并做X线分层照片，均未见器质性病变，难下明确诊断。

该患者于1965年2月底来诊。症见腹胀，时或刺痛而腹部恶凉，形胖，面黄，舌质淡，舌体嫩，边有齿印。诊其脉右关虚、左关弦、两寸弱。根据证情分析，腹痛、呕吐、黄疸，病在脾胃，发病与疲劳有关。形胖舌嫩，右关脉虚、两寸脉弱等均说明是脾虚，虽然腹痛剧烈、呕吐、黄疸等似属实证，但几天后一切证候又自动消退。左关脉弦，是肝气有余之征象，因此本病是在脾虚的基础上再加肝气犯脾，劳累之后脾虚更甚，肝气横逆而发病，故症见寒热、疼痛剧烈等。现在病处于静止期，宜健脾以治本，处方用四君子汤加黄芪以补中健脾，兼予黄连、柴胡、白芍等以疏肝制其相火。由于患者目前舌质淡，腹部恶凉，故仿左金丸之意而反其制，吴茱萸分量反重于黄连。处方为：黄芪25克，党参12克，茯苓9克，白术9克，炙甘草6克，柴胡6克，白芍10克，黄连1.5克，吴茱萸3克，大枣3枚。服上方7剂后腹胀减轻。后因证稍为加减，从2月底服药至4月5日，患者精神较好，已能坚持整天工作，便减轻黄芪分量为每剂15克。继续服药至5月17日，各种症状已基本消失，大便成形，只于晚饭后有些腹胀，已恢复病前体力，体重增加，面色黄润，唇色正常，舌质尚嫩，齿印仍在，苔白薄，脉缓，尺稍弱。疾病至此基本痊愈。继续服药一个时期以巩固疗效，随访数年未见复发。

四、内伤发热辨

《内外伤辨惑论》对阴证、阳证、脉象、寒热、手心手背热、头痛、四肢等详论内伤与外感的鉴别之后说：脾胃之证"与外感风寒所得之证颇同而理异。内伤脾胃乃伤其气，外感风寒乃伤其形，伤外为有余，有余者泻之，伤内为不足，不足者补之。汗之、下之、吐之、克之皆泻也；温之、和之、调之、养之皆补也。内伤不足之病，苟误认作外感有余之病而反泻之，则虚其虚也……惟当以甘温之剂补其中，升其阳，甘寒以泻其火则愈"。《黄帝内经》曰："劳者温之，损者温之，盖温能除大热，大忌苦寒之药泻胃土耳。今立补中益气汤。"用甘温药以治高热的患者，虽然这种治法的适应证不算多，但却是值得注意的一项理论与经验。

一般对于发热特别是高热患者，首先应从外感、实热证角度去考虑问题。在治法上，多从解表、清热等方面着手。对那些久热不退的病证，也多用养阴清热法。李东垣学说提示还要注意脾胃损伤的发热证，甘温法能除大热（高热）。自元明以来，有关这方面的方药，不限于补中益气汤，一些甘温健脾的方药，均能收到意想不到的效果。1970年，邓铁涛在新会县崖西公社卫生院带实习生，与卫生院陈医生一起治疗1例5岁女孩。患儿发热20多天不退，卫生院初步诊断为肠伤寒，曾用氯霉素、青霉素和链霉素，住院10天，体温仍在38.5℃（腋探）上下，诊其面色黄，舌质淡，舌苔白润，脉缓。遂拟甘温除热法，用桂枝加龙骨牡蛎汤2剂，热稍降，后用桂甘龙牡汤（桂枝、炙甘草、生龙骨、生牡蛎）2剂而热退净。

一附院曾收治一例两次高热的患者，第1次用补气养阴法退热，第2次用甘温补脾法而愈。详述如下：

黄某，男性，20岁，工人。患者于1966年8月6日恶寒发热，体温在39.8℃上下，历经几家医院治疗，曾用青霉素、链霉素、氯霉素及四环素、激素等治疗无效，各种检查均未能明确诊断。该患者入院时症见发热（发热时手足冷），倦怠、心悸、盗汗、腰部酸软无力，小便淡黄，形体瘦弱，面白微黄无华，唇淡白，肌肤甲错，言语声低，舌质淡红，舌尖稍红，舌苔薄白，脉弦略数，夜晚体温38.2℃，中午体温36.2℃，血压90/60毫米汞柱，白细胞计数12.9×10^9/升。经过集体会诊，分析该患者倦怠、腰酸、心悸、言语声低、面色无华、舌质淡是气虚不足所致，舌尖红、脉弦略数是阴分不足之征象。此种发热，是气阴两虚的虚劳发热。治以益气养血，滋阴清热为法。处方：清骨散加减。黄芪30克，当归12克，白芍12克，糯稻根30克，生地黄30克，鳖甲45克，银柴胡6克，地骨皮15克，知母12克，胡黄连6克。服药3剂后，患者盗汗减少。随后再加白薇、石斛，服2剂后发热全退。该患者住院治疗27天，精神体力恢复出院。但患者于1967年11月7日又再发热，经县医院介绍来一附院治疗。主要症状为发热，体温39℃，病情与上一年发病大致相同，但精神与体力较上一年为好。邓铁涛犯了唯心主义的错误，便照搬上一次的治疗方法，用清骨散加减治疗，无效。于是改用抗生素加激素治疗，其间先后调换了几种抗生素（青霉素、链霉素、氯霉素、金霉素、四环素等），用药当天体温下降，但翌日体温又上升。中西药治疗10多天无效，后从中医角度仔细辨证。患者除发热，日间为甚外，夜多盗汗，每夜更衣七八次，面色黯滞少华，形体不瘦，舌胖淡嫩，脉大稍数而无力，胃口尚好。此属脾虚内伤之发热，治以甘温健脾为法。处方用归脾汤（黄芪用25～30克）。前两三天体温仍在38～39℃，但盗汗逐渐减少，乃坚持用归脾汤治疗，体温逐步下降。观察10余天，患者精神体力恢复出院，并嘱其继续服用归脾丸1个月。

广州中医学院一九七一届西中班学员实习时与带教老师治疗一例产后高热患者，亦以甘温除热法治愈。详述如下：

何某，女性，32岁。曾产3胎，这次产第4胎，宫缩无力，大出血，经产科手术、输血等抢救，术后3天血止。但高热（38～40℃）不退，经大量抗生素及其他药物治疗仍未退热，病情有所发展。患者神疲，懒言，面白，自汗，头晕，心悸，虽发高热，但怕冷盖棉被，渴喜热饮，唇舌淡白，脉虽数大而中空（芤脉），白细胞计数$5.1×10^9$/升，中性粒细胞百分比75%。患者一派虚象，故用甘温除热法。处方：黄芪60克，党参30克，白术15克，当归15克，川芎9克，熟地黄25克，白芍18克，何首乌25克，益母草15克，艾叶9克，香附9克，炙甘草6克。此方即十全大补方去肉桂、茯苓，加何首乌、益母草、艾叶、香附。去肉桂、茯苓是虑其劫津，加何首乌以养肝血，加益母草、艾叶、香附以调带脉与冲、任而理产后经脉之失调。服药2剂后，患者体温下降至正常，其他症状明显改善，再服药数天即痊愈出院。

由此可见，李东垣的脾胃学说来源于实践又能指导实践。但如何通过实验研究，阐明这一理论及脾胃的实质，通过哪种途径使治疗脾胃的方药能治疗广泛的疾病，这些都值得深入研究。

李东垣的脾胃学说经过明清以来医家的批评与发扬，得到了发展。例如叶天士指出李东垣着重升发脾阳而忽视养胃阴。叶天士的养胃阴说，即在临床实践上丰富了脾胃学说。

第三节

补脾与免疫功能的关系[①]

张仲景的"四季脾旺不受邪"与李东垣的"内因脾胃为主论"，均提出了脾胃与预防疾病的关系。邓铁涛认为，健脾与免疫机理可能有十分密切的关系，这是脾胃学说中的一个值得重视的问题。1961年，广州中医学院与157医院进行脾胃学说的研究时，有些资料已可证明"脾旺不易受病"这一论点具有现实意义。现就婴幼儿消化不良和慢性无黄疸性肝炎的临床治疗和实验观察，初步探讨补脾与免疫功能间的关系。

---

① 邓铁涛：《脾胃学说对消化系统疾病的应用初探》，《新医药学杂志》1979年第3期。

一、婴幼儿消化不良

婴幼儿消化不良被中医称为疳积，饮食不节，脾胃受伤是其发病的主要因素。1961年，共治疗此病患儿37例，其中Ⅲ度11例，Ⅱ度21例，Ⅰ度5例，从健脾施治，采用针四缝或捏脊的方法治疗，结果显示，明显好转25例，好转10例，无变化2例。治疗后多数患儿的精神、食欲、大便均见好转，体重增加。部分患儿在治疗前后做了X线和实验室检查，检查结果显示，治疗后多数患儿的胃排空时间缩短，胃液酸度与酶活性均提高，血白细胞计数增加14.6%～40%，以嗜中性粒细胞的增加较为明显，其对金黄色葡萄球菌的吞噬率增加0.5～1.5倍，吞噬指数提高0.2～16.7倍。此外，还对实验动物（8只小狗，21只大白鼠）做了针四缝后胆汁和胰液分泌的观察，发现胆汁和胰液的分泌，针刺后均较针刺前有所加强。上述资料表明，经针四缝或捏脊治疗后，在消化功能改善的同时，防御功能亦随之加强，说明健脾与免疫功能的加强是紧密相连的。

二、慢性无黄疸性传染性肝炎

本病主要表现为胁痛不适等肝部症状，亦有食欲减退、恶心、上腹部不适、倦怠乏力等脾部症状。本病病位不只在肝，更重要的是在脾。"见肝之病，知肝传脾当先实脾"，故在治疗上应着重于治脾，兼治肝肾，这是治疗原则。广州中医学院与157医院协作治疗慢性无黄疸性传染性肝炎162例，取得了一定的疗效，这就是理论依据。近年来，邓铁涛治疗过一些谷丙转氨酶高的慢性肝炎患者，亦多采用以健脾为主或兼养肝肾的治法，收到良好效果。试举4个病例于下：

例1：华某，女，40岁，干部。患慢性无黄疸性传染性肝炎

1年余，不能工作数月。症见怠倦，胃纳差，胁痛，面色黄滞，唇淡，舌质淡，舌体嫩，舌苔白厚，脉弦。肝大2.5厘米，谷丙转氨酶500单位。此为脾虚不运，湿乃内困。治以健脾祛湿为法。处方：太子参15克，茯苓15克，白术12克，萆薢9克，白扁豆12克，黄皮叶①9克，甘草4.5克。服药半月后，胁痛减，精神稍好，胃纳增，仍怠倦，去黄皮叶。又服半月，谷丙转氨酶降至200单位。该方加减治疗3个多月，患者病情恢复正常，再服药半年以巩固疗效，至今5年未见复发。

例2：何某，男，42岁，农民。患传染性肝炎半年余，初起微有黄疸，曾住院治疗，谷丙转氨酶一直不降。来诊时谷丙转氨酶700单位。症见面色稍黑少华，倦怠，不欲食，口干苦，多梦，舌质红，舌苔浊，脉弦滑数。此为脾虚肝阴不足所致。治以健脾养肝为法。处方：茯苓15克，山药15克，旱莲草15克，女贞子9克，萆薢9克，甘草4.5克。此方加减服用30剂后，患者谷丙转氨酶降至150单位。上方加太子参12克，服药21剂后，谷丙转氨酶降至正常。继续服药2个月以巩固疗效，至今2年未复发。

例3：李某，女，30岁，教师。患慢性肝炎2年。症见消瘦，失眠，倦怠，纳减，面色黄滞少华，唇淡黯，舌质淡，舌体嫩，脉虚寸弱。肝大3.5厘米，边缘清楚，质钝稍硬，谷丙转氨酶120单位。此为脾虚较重，兼肝肾不足之证。治以健脾益气为法，兼养肝肾。处方：黄芪12克，党参15克，白术9克，茯苓12克，扁豆花12克，桑寄生24克，菟丝子12克，女贞子12克，甘草4.5克，另每周炖服人参4.5克（或人参须9克）两次。胃纳差加谷芽，失眠甚加酸枣仁，或加丹参于经前，或加熟地黄于

---

① 黄皮叶即黄皮果之树叶，果如指头大，色黄故名。详见上海科学技术出版社出版的《岭南草药志》第124页。

经后。治疗1年而愈，至今10年未复发。

例4：王某，女，21岁，护士。于无意间抽血，测得谷丙转氨酶200单位，脑絮①（+++）。经治疗谷丙转氨酶恢复正常，3个月后又回升，波动于150～400单位，兼闭经。皮肤巩膜无黄染，表浅淋巴结未触及，心肺正常，曾做肝纤维化扫描、甲胎蛋白、红斑狼疮细胞等检查，均未发现异常。就诊时谷丙转氨酶440单位，麝浊②12单位。症见面色黄滞晦暗，全身无力，纳差，便秘，肝脾区时觉疼痛，齿龈时出血，闭经，唇黯，舌质暗红，舌体嫩，舌苔少，脉弦细。证属脾肾两虚，治以先健脾，后补脾肾为法。处方用归脾汤。服药14天后谷丙转氨酶及麝浊均恢复正常，症状有所减轻，脉舌象同前。处方：党参15克，茯苓12克，白术9克，楮实子9克，熟地黄12克，何首乌15克，山药12克，菟丝子9克。服药2个月后患者月经来潮，症状明显改善。继续服药4个多月以巩固疗效，至今1年多未复发。（继续追踪3年，未见复发。1980年补注。）

上述病例的治疗方法，不离健脾，都是在四君子汤的基础上，根据肝肾的情况加味治疗。据近年有关四君子汤中单味药物的实验研究报道，皮下注射党参能使小白鼠的白细胞、网织红细胞数显著增加，在适当的条件下可显著提高其抗高温能力，对环磷酰胺所致的小白鼠白细胞下降有治疗作用。白术有增强网状内皮系统功能的作用，在体外有显著增加白细胞吞噬金黄色葡萄球菌的作用。从茯苓中提取的茯苓多糖体，经动物

---

① 脑絮，是脑磷脂胆固醇絮状试验（CCFE）的简称，曾作为诊断肝炎及肝硬化的诊断及预后指标，现已不用。

② 麝浊，即麝香草酚浊度试验（TTT），能反映肝细胞退行变性，但假阳性率高，现已不用。

实验证明，具有增强免疫功能的作用，并对多种抗癌药物具有增效作用。甘草有增加垂体-肾上腺皮质系统功能及抗过敏的作用，在体外能明显增强白细胞对金黄色葡萄球菌的吞噬功能。其余的健脾药物如黄芪、山药等都有增强免疫功能的作用。应用复方四君子汤，或更能增强这一功能，或产生另一功能，达到保卫机体的效果。

三、小结

由此可见，探讨中医脾胃学说的主要论点与消化系统疾病的防治应用问题时，脾胃学说中有关"脾旺不易受病"的观点值得重视和发扬。同时也可见，中医理论在中西医结合治疗消化系统疾病中的重要性是不能被忽视的。

第四节

甘温除大热①

内伤发热以及甘温可以除大热，这个问题邓铁涛曾在多篇文章中都有提及，但读了一些书刊报道的文章，总觉得对这一问题有必要再谈谈个人的看法，以就正于同道。

贾得道先生之《中国医学史略》对李东垣评价说："概括说来，李氏强调脾胃的作用，确实有其独到之处，对中医

---

① 邓铁涛：《甘温除大热》，《新中医》1990年第12期42-44页。

理论与实践的发展，影响很大。但他喜用升发温补之品，特别是倡导'甘温除热'的说法，其流弊也很不小。后世医家虽有许多人以曲说为其辩解，但他的这种一偏之见，是很难加以讳饰的。"贾得道先生这一批判似乎有点武断，他不但反对甘温除热法，连李东垣的升发温补之创新成就也顺带给贬低了。这一事实启发了邓铁涛，作为一个中医史学家，必须参加中医临床，经过一定的临床锻炼，对古往今来的各家学说，才能做出比较中肯的评价，因此邓铁涛培养的中医史学研究生，都要参加临床，哪怕毕业以后，争取机会到一附院参加临证工作也好。当然一个人不可能把古往今来的学说都一一加以验证，但通过临床工作，会巩固对中医药学术的信心，能根据中医的理论体系去思考问题、指导实践，不会随便用西医的理论去对号入座，把能对上号的视为科学，对不上号的便视为非科学。这在今天对中青年一代中医是一个很紧要的问题。

甘温除大热乃李东垣先生的一大发明。《内外伤辨惑论》是李东垣先生第一本专著，他有感于当时医家以外感法治一切发热之证，认为流弊很不小，为了补偏救弊乃著书以活人。李东垣自序说："《内外伤辨惑论》一篇，以证世人用药之误，陵谷变迁，忽成老境，神志既惰，懒于语言，此论束之高阁十六年矣。昆仑范尊师，曲相奖借，屡以活人为言……就令著述不已，精力衰耗，书成而死，不愈于无益而生乎！予敬受其言，仅力疾就成之，虽未为完备，聊答尊师慈悯之志。"读其序如见其人，一位医德高尚的老学者俨然就在面前，使人肃然起敬。《内外伤辨惑论》完成之后，他接着写出不朽之作《脾胃论》。在此著作中，内伤发热之论更臻完善。李东垣脾胃之论（包括"甘温除大热"之论）是其毕生科学研究之成果，今天如果未经验证，便挥动史学家之笔，一予勾销，这比之700

多年前之李东垣先生，谁才是真正的科学家呢？！贾得道先生说："后世医家虽有许多人以曲说为其辩解。"足以证明李东垣先生甘温除大热法，已后继有人，估计700多年来，后世运用此法已活人无数了，其功岂小哉？

当然对李东垣先生此说未能充分理解者亦不少，近年在报刊上，偶或见之。如说"热"乃虚热，是患者自觉发热，而体温计测之则无发热；或曰甘温所除之"大热"不是"高热"。这些学者比之贾得道不同，承认甘温药可以治发热，只对大热有怀疑耳。《中医大辞典》有甘温除热条云："用甘温药治疗因虚而身热的方法。如气虚发热，症见身热有汗，渴欲热饮，少气懒言，舌嫩色淡，脉虚大者，用补中益气汤。产后或劳倦内伤发热，症见肌热面赤，烦渴欲饮，舌淡红，脉洪大而虚，用当归补血汤。"辞典是按照大多数人所公认者而修编的，故只设甘温除热条，而无甘温除大热条。李东垣在《内外伤辨惑论·辨寒热》中说："是热也，非表伤寒邪皮毛间发热也，乃肾间受脾胃下流之湿气，闭塞其下，致阴火上冲，作蒸蒸而躁热，上彻头顶，旁彻皮毛，浑身躁热作，须待坦衣露居，近寒凉处即已，或热极而汗出亦解。"虽然700年前没有体温计，但从李东垣这段文字来看，其所指之发热，是高热，不是低热，更不是自觉之发热。至于此种发热之论治，《内外伤辨惑论·饮食劳倦论》中说："脾胃气虚……则气高而喘，身烦热，为头痛为渴而脉洪大……然而与外感风寒所得之证颇同而理异。内伤脾胃乃伤其气，外感风寒乃伤其形，伤外为有余，有余者泻之，伤内为不足，不足者补之。"《黄帝内经》曰："劳者温之，损者温之，盖温能除大热，大忌苦寒之药泻胃土耳。今立补中益气汤。"从上述引文，可见李东垣所指之大热，以白虎汤证为对照也，为了区别于白虎汤证，故不言壮热而称大热耳。若以体温计测之则可称高热，亦包括扪之壮热、久按热减之中一类因虚而致之发热。当然，甘温法亦可以治疗自觉发热而体温计测之无热及低热之属于脾胃气虚之证者。

正如《中医大辞典》甘温除热条所说，除了气虚发热宜用补中益气汤之外，又补充了产后劳倦内伤之发热宜用当归补血汤。这是后世发展了李东垣的理论与经验。其实甘温除大热，何止补中益气汤与当归补血汤二方。我曾用归脾汤治疗过1例发热39℃的患者（案见《学说探讨与临证》第81页），一附院黎炳南教授用十全大补汤加减治疗过1例产后高热40℃的患者。至于中度发热，邓铁涛喜用桂甘龙牡汤及桂枝加龙骨牡蛎汤。1例乙脑患者久热（38℃）不退，以及1例肠伤寒患者中西药并用而仍发热38℃左右，诊其舌质淡，舌体嫩，脉见虚象，均用桂甘龙牡汤而愈。上引之病例不多，因适用甘温除热法治疗的疾病属少见。实践是检验真理的标准，也许有人怀疑这些病案是否属实，《中医杂志》1990年第8期专题笔谈栏专门讨论"甘温除大热的理论与实践"，参加讨论的同志不少，遍布多个省市，应该是具有代表性的讨论，是确切的资料，不妨引用其中一些资料以证实甘温除大热法是超出西方医学而大大领先于世界的理论与经验。

共有10位专家参加笔谈讨论，其中对甘温能否除大热持肯定态度的占绝大多数，10位专家中，有8位专家共报道了10个典型病案，这10例病案中，除1例未记载体温情况外，其他9例体温均在39℃以上，其中超过40℃的有4例。所涉及的疾病范围相当广泛，如急性白血病、急性黄疸性甲型肝炎、败血症、中毒性心肌炎、硬皮病、乙脑、迁延性肺炎、大叶性肺炎、麻疹合并肺炎、心衰、产后高热、子宫切除术和脾切除术术后高热以及原因未明之长期高热等。万友生医生曾诊治一位李姓患者，该患者为急性淋巴细胞白血病合并大叶性肺炎，高热不退，达40℃以上，白细胞降至0.6×10^9/升，经用各种抗生素和清肺解热中药无效。患者高热多汗，肢冷背寒，面、唇、舌淡白，精神萎靡，声低气细，恶心厌食，咳嗽，胸痛，吐血痰，脉虚数甚。万医生投以补中益气汤加减方：黄芪、党参各50克，人参、白术各15克，西洋参、升麻、柴胡、陈皮、炙甘草各10克。服药2剂后患者体温降至38.7℃，复诊守上方，柴胡加重至15克，更加青蒿15克，继续服药8剂，体温降至正常，其他症状大为好转，唯仍咳嗽、胸痛、吐血痰，三诊守上方加桔梗、枳壳、橘络、丝瓜络、紫菀、款冬花等药，更进20余剂，复查胸片显示肺炎全部吸收，血象显示急性淋巴细胞白血病缓解。本例患者身大热，体温高达40℃以上而多汗，肢冷背寒，面唇舌淡白，精神萎靡，声低气细，现象热而本质寒，病情矛盾的主要方面在于气虚，虽然兼有肺热灼伤阳络之证，但治病必求其本，故投以补中益气汤解决主要矛盾，气虚发热之证解除之后，肺热灼伤阳络之证也就迎刃而解。

对于虚实夹杂证，除了采用补中益气汤为基本方剂外，还应根据中气虚弱之轻重、累及脏腑之多寡，兼夹证之有无等辨证加减。对于气虚与实邪兼夹之发热，并非单纯虚热者，治疗除了甘温益气外，并不排除配合苦寒药，这也符合李东垣补中益气加减黄芩之类法。因此甘温除大热法，其用方并不拘泥于补中益气汤，不少专家还选用了升阳散火、升阳益胃之黄芪人参汤、归脾汤、四君子汤及附桂八味丸等引火归原，从而取得治疗效果。李东垣在补中益气汤方后加减多达25条，足以示人辨证加减之重要。

综合笔谈各位专家所见，甘温除大热有其特定的含义，即指气虚抑或阳虚所致之发热。其发热程度可随阳气虚衰、虚阳亢奋的程度不同而不同，亢奋程度重的则发高热，否则发低热。因此，体温计是否显示发热或高热，不能作为是否采用甘温除大热法的依据，关键在于抓住气虚或阳虚这一本质，这也说明了为什么不必拘于补中益气汤，而可以采用升阳益胃汤、归脾汤、附桂八味丸等其他方剂的道理。这些都说明中医学在发展，现代高明的中医有些已超过了李东垣，李东垣有知当含笑于九泉也，只可惜高明的中医在今日之大好形势下成长太慢耳！

总而言之，甘温能够除大热，实践已经做出检验，回答是明确而肯定的。

第五节

胃痛辨证论治经验[①]

胃痛或称胃脘痛，文献亦有称心痛或心气痛。心痛与胃痛不同，但临床上心绞痛与胃痛的确有时容易混淆（心绞痛易误诊为胃痛）。心绞痛在《黄帝内经》中名为真心痛，有些文献因《黄帝内经》有"胃脘当心而痛"一语，便将心痛与胃痛并论。但明清两代已十分强调心痛和胃痛的鉴别了。如明代《证治准绳·心痛胃脘痛》曰："或问丹溪言心痛即胃脘痛，然乎？曰：心与胃各一脏（腑），其病形不同，因胃脘痛处在心

① 邓铁涛：《胃痛》，载《学说探讨与临证》，广东科技出版社，1981，第87-90页。

下，故有当心而痛之名，岂胃脘痛即心痛者哉？"清代的有关著作论述更为详明。不过，病形的不同，并不妨碍治法有时会相同，这是异病同治之故。今天看来，不仅心痛与胃痛应予以鉴别，而且应该和西医的辨病结合起来，从中找出更深一层的辨证治疗规律，以提高对本病的防治水平。

一、病因病机

胃为六腑之一，与脾相配。胃为表，脾为里；胃属阳，脾属阴；胃主受纳，脾主运化，互相配合，互相调节。胃禀冲和之气，为水谷、气血之海，为三阳之总司，五脏六腑十二经脉皆受气于此。胃有病则会影响各脏腑经络，各脏腑经络有病亦可影响于胃，故胃痛的成因甚多。但不管怎样，必先致脾胃受伤，冲和之气失调而成病。现就其常见证的病因病机概括介绍如下（图3-5-1）。

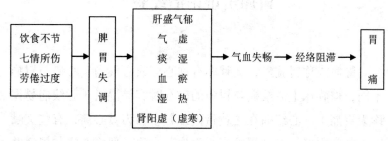

图3-5-1 胃痛的病因病机

饮食不节，包括暴饮暴食、过食生冷、偏嗜食、饥饱无常等。当胃气受损不能自复，脾胃阴阳失调时，便成此病。

七情所伤，主要指忧思，恼怒。忧思伤脾多属虚证，恼怒伤肝多属实证。肝气郁结又兼脾胃虚弱，或脾胃虚弱又兼湿困，甚至郁久成瘀，湿困成痰等，均可见虚实错杂之证。

劳倦过度，包括体力过劳与脑力过劳。至于久坐、久卧，亦能伤气损脾，不可不知。

上述病因往往相加而至，脾胃元气损伤难复，所以反复发作，病难速愈。但不管是什么因素，必先致脾胃失调不能自复，然后成病。脾胃的健旺是防治本病的关键所在。

前人对胃痛的成因还有虫积、外邪、外伤等论述，这里从略。

痛的发生，前人认为"不通则痛"。气血不畅，胃之经络不通，因而疼痛。寒则凝滞，热则迫经络，气虚则血不行，气郁则血亦不畅，而痰湿及瘀血更是经络不通的常见病因。对于痛的位置，前人有新痛在经，久痛入络之论。所谓在经在络，清代林珮琴在《类证治裁》中解释说："治法须分新久，初痛在经，久痛入络，经主气，络主血也。"这两句话对治疗胃痛是有价值的。邓铁涛个人的体会：治胃痛一般比较重视调肝气，补脾气，对于久痛之证，则往往因证加活血祛瘀药于方剂中。

从脏腑的关系来看，胃为病位之所在。但从病机来看，热证、实证多因胃所致；虚寒痰湿多因脾所致；虚寒甚则往往由于脾肾阳虚而致；气郁、气滞多因肝失条达或肝气太盛所致。辨证论治均应注意脾胃与肝肾之间的相互关系。这些关系可从辨证得之。

二、辨证论治

（一）一般胃痛的辨证要点

（1）气痛：分虚、实两种。

①气虚痛：气怯声低，痛而喜按，手扪于胃部则痛减，舌嫩或胖或有齿印，舌苔白润，脉虚或虚大，或细或弱。

②气实痛：胸中气塞，攻刺痛，拒按，得嗳气为快，或痛连胁背，舌质老或边红，脉沉弦。

（2）瘀痛：其痛如刺，拒按，或往来寒热，或大便黑，舌有瘀点、瘀斑或深红，脉涩，若兼舌胖嫩有齿印，脉细涩或虚大而涩者多兼脾虚。

（3）寒痛：其痛暴发，或绵绵不休，手足欠温，口淡，喜热恶凉。若因外感寒邪而痛，则兼见表证表脉。

（4）热痛：时痛时止，口渴，喜冷畏热，舌燥唇干，尿赤便秘，舌质红，舌苔黄，脉数。

（5）食痛：伤于饮食，心胸胀闷，手不可按，或吞酸嗳腐。

（6）饮痛：胃痛而嘈杂不宁，或心下悸，时欲吐，吐多痰涎，吐后稍为舒畅，舌苔厚腻，脉滑。

（二）一般胃痛论治

（1）气痛：分虚、实两种。

①气虚痛：若烦劳伤气，得食稍缓，宜甘温和中，用小建中汤、黄芪建中汤或六君子汤加减。若气怯声低，宜用补中益气汤。

②气实痛：兼胁胀痛，易怒而气逆者，宜辛酸制木法，用吴茱萸、白芍、青皮、延胡索、佛手片、茯苓、木瓜之属，或四逆散加减治之。

（2）瘀痛：血瘀实证，宜四逆散合失笑散，或手拈散加减。若兼脾虚，宜四君子汤加桃仁、红花、延胡索之属。

（3）寒痛：若外感寒邪而痛者，宜桂枝二陈汤合方；内寒甚者，宜大建中汤；若吐涎沫而呕逆者，宜吴茱萸汤；若痛而肢冷，脉微欲绝者，急予桂心泡服，继进参附汤或四逆汤之类。

（4）热痛：宜金铃子散或芩连栀子之属。

（5）食痛：宜保和丸、藿香正气散或平胃散加神曲、麦芽之属。

（6）饮痛：宜二陈汤或导痰汤之类加减。

疾病千变万化，有寒热虚实错杂，有各种兼证，必须因时、因地、因人、因证而综合辨证论治，不可刻舟求剑。

第六节

胃、十二指肠溃疡的辨证论治①

中医没有胃、十二指肠溃疡的病名，但本病常见的症状为胃部疼痛，故可概括于胃痛证中。其病因、病机可参考前述的胃痛论述。据个人体会，本病的成因较为复杂，多因几种因素相互作用而成。在诸种因素中，较为重要的有三大因素——饮食、精神、体质因素。三者之中又以体质因素为关键性因素。体质因素即脾胃虚。金代李东垣的内因脾胃为主论，对本病的防治具有指导意义。

从脏腑的关系来看，病生于胃，受侮于肝，关键在脾。脾气虚常为本病的重要一环。

一、肝胃不和

主症：胃脘疼痛拒按，痛连于胁或胁背，易怒，口苦口干，嗳气或吞酸，甚或吐血、便血，舌质如常，或偏红，舌尖边红，或有红点，舌苔薄白，脉弦。

---

① 邓铁涛：《胃、十二指肠溃疡病的辨证论治》，载《学说探讨与临证》，广东科技出版社，1981，第91~97页。

治疗：宜疏肝和胃，方用四逆散加茯苓、白术、大枣。

四逆散用以疏肝，茯苓、白术、大枣用以和胃，使肝得条达，胃气安和，疼痛自止。胃胀嗳气者可加砂仁或佛手之属；反酸者可加煅瓦楞子、海螵蛸或左金丸之属。肝郁易化火，切忌过用辛燥止痛药，否则伤津耗气，反而不愈。肝郁减轻之后，宜用四君子汤加柴胡、白芍，健脾和肝，以做善后，最好能服药1~2个月，以巩固疗效。

若胃部攻刺痛，胁痛易怒，脉沉弦有力，偏肝郁甚者，宜用柴胡疏肝汤或四逆散合左金丸。前方适用于肝郁偏寒，后方适用于肝郁偏热。若肝郁减轻，痛已缓和，则宜疏肝健脾，用四君子汤加何首乌、柴胡、白芍、黑大豆皮之属以善后。

若兼见心烦口苦，口干喜饮，舌质红，苔白黄，脉弦数者，是肝郁化火或胃热过盛所致，宜用三黄泻心汤加川楝子、延胡索、郁金之属，以清热疏肝，和胃止痛。热减后宜调理脾胃与疏肝。若热盛迫血而吐血者，宜清胃热与止血。方用三黄泻心汤加侧柏叶、生地黄、白及、阿胶、田三七，三黄泻心汤以清泻胃热，侧柏叶、生地黄、白及、阿胶、田三七以凉血止血。

二、脾胃虚寒

主症：胃脘隐隐作痛，空腹痛增，得食痛减，喜按喜暖，食后腹胀，时或泛吐清水、酸水，胃纳较差，神疲怠倦，四肢乏力，手足欠温，便溏或大便潜血，舌质淡，舌体胖嫩，或边有齿印，舌苔白润或浊腻，脉虚或缓或迟。

治疗：宜健脾温中，方用黄芪建中汤。

方中黄芪补气行气，小建中汤温运脾阳。若偏寒则痛增痛剧，四肢不温者，宜用桂附理中汤，或加高良姜。若寒减痛轻者，可继用黄芪建中汤或香砂六君子汤以善后。若脾胃虚寒而见呕吐清水冷涎，胃部有水声，舌苔厚腻者，是胃中停饮，宜温中化痰，方用平胃散加桂枝、茯苓、法半夏。

三、脾虚肝郁兼瘀

主症：胃脘时痛，或痛连于背，过饥过饱痛增，或吐酸、嘈杂，或大便黑，舌体嫩，边有齿印，或暗滞或淡或有瘀斑、瘀点，或唇黯，齿根黯黑，脉弦细或虚大或兼涩象。

本证若肝郁甚则痛增加，或痛连于胁。脾虚不统血，则大便潜血或便血。再加肝郁甚气血逆乱，而至吐血，这种吐血，其势较缓，脉不太数，舌质不红，舌苔不黄，而脉虚，舌体嫩是其特点。

治疗：健脾去瘀或兼疏肝。方用四君子汤加黄芪、红花、桃仁、柴胡、白芍、海螵蛸之属。大便潜血者，可用四君子汤加黄芪、侧柏叶、阿胶、白及、血余炭之属。兼便血者宜用四君子汤合黄土汤。

四、胃阴亏损

主症：胃脘痛，或胃部有灼热感，口干欲饮，干呕，或食后胃胀，便秘，舌质红，少津，舌苔少或花剥，甚则舌光无苔，脉细数或弱。

治疗：宜益胃养阴，方用麦门冬汤加减（麦冬、党参、沙参、石斛、玉竹、茯苓、甘草、乌梅）。若胃阴亏而脉虚大者，宜加人参以大补元气。

本病虽有多种成因，但必因脾胃元气受损至不能自复而后成病，常常是慢性反复发作，故不能满足于症状的缓解而中止治疗。既然脾胃气虚为本病之根本，因此不管原属何种证型，最后均需健脾益气或健脾益气再加养胃阴，巩固治疗2～4个月，即可停药。

脾主肌肉四肢，欲脾胃常健运者，必须坚持体育锻炼，药物治疗终非长久之计，故在用药的同时，应衡量体质进行适当的体育活动，特别是疾病基本治愈之时，坚持锻炼是达到根治的重要措施，不可因病愈而懒于锻炼。

西医治疗本病重视制酸。个人认为，制酸并不能根治本病，但在调理脾胃药中加入一些制酸之剂，使标本兼顾，亦是良策。如配合乌贝散（乌贼骨85%，浙贝母15%，研为极细末），每次服2～3克，1天3次，对制酸止痛有一定的疗效，但制作必须注意研成极细末，否则疗效不佳。

止痛药亦是治标。止痛药多辛燥，久用则耗气伤津，有损脾胃，不可不知。

本人不成熟地认为，疏肝与健脾有调节神经与肠胃功能的作用，故常以下方为基本方：党参18克，白术12克，茯苓15克，柴胡9克，佛手片5克，乌贼骨15克（或煅瓦楞子），甘草5克，随证加减。

第七节

慢性肝炎、肝硬化的辨证论治①

慢性肝炎反复难愈，而且容易引起肝炎后肝硬化，早期肝

---

① 邓铁涛：《慢性肝炎、肝硬化的辨证论治》，载《邓铁涛临床经验辑要》，中国医药科技出版社，1998，第46-52页。

硬化与前者的界限在临床又往往难以截然区分，怎样寻找一条更有效的根治途径和方法，是目前亟待解决的难题。

西医对本病的认识是：肝炎病毒进入人体后即在肝细胞内复制，继而释出病毒颗粒，在潜伏期和急性期引起病毒血症，并导致机体出现一系列免疫反应。甲型肝炎病毒可直接引起肝细胞损伤、坏死和炎症，在恢复期常被机体免疫反应所清除，无慢性经过或病毒携带状态。乙型肝炎病毒则通过机体免疫反应而引起组织损伤，若免疫反应正常则表现为急性黄疸性肝炎，恢复期病毒被清除而获得痊愈；若免疫低下则病情较轻微，发展为慢性迁延性肝炎和病毒携带者；若抑制性T细胞数量和质量缺陷，自身抗体产生过多而致肝细胞不断被破坏，则表现为慢性活动性肝炎；若免疫反应亢进，乙型肝炎表面抗体产生过早过多，并与乙型肝炎表面抗体形成抗体过剩的免疫复合物，导致局部过敏坏死，则表现为急性或亚急性重症肝炎。可见机体的免疫功能正常与否在发病过程中占有主导作用。

各型肝炎的基本肝脏病变特征为弥漫性肝细胞变性、坏死、再生、炎症细胞浸润和间质增生。急性肝炎时，肝细胞坏死呈局灶性，慢性迁延性肝炎病变与急性肝炎病变相似，但程度较轻，慢性肝炎病变则较急性肝炎病变为重，可形成桥接坏死，并可发展为肝硬化。有人囿于西医的病理认识，辨证时多着眼于肝，治疗时亦以调肝为主，或清肝热，或清肝利湿，或疏肝解郁，或养肝阴，总不离乎肝脏。

根据脏腑学说可知，中医学所论之肝与西医在解剖学上无异，如《医学入门》所说："肝之系者，自膈下着右胁肋，上贯膈入肺，中与膈膜相连也。"但从生理上看则大不相同。西医所论肝脏，属消化系统，主要参与三大代谢，是人体中最大的营养加工厂。而从中医角度来看，这种消化、吸收的生理功能除与肝（肝主疏泄而助脾之健运）有关之外，更主要是属于脾的功能（脾主运化）。再从临床上来看，慢性肝炎患者大都表现为倦怠乏力、食欲不振、肢体困重、恶心呕吐、腹胀便溏等一系列脾虚不运之症，亦有胁痛、胁部不适、头晕失眠等肝郁的症状。因此，本病病位不单在肝，更重要在脾，从脏腑辨证而论，应属肝脾同病而以脾病为主之证。

一、病因病机

若患者湿热邪气外袭内蕴于脾胃与肝胆，则发为急性肝炎；若患者脾气本虚，或邪郁日久伤脾气，或肝郁日久横逆乘脾，或于治疗急性肝炎的过程中寒凉清利太过伤及中阳，均可导致脾气亏虚，从而转变为慢性肝炎。此时矛盾的主要方面已由邪实（湿热）转化为脾虚（正虚），故此慢性肝炎之本乃为脾虚。

在疾病发展过程中，由于脾虚不运，可致湿浊内生，湿郁日久则可化热；或气血运行失畅，导致瘀血内留；或气血生化之源不足，阳损及阴，导致肝阴不足；或脾虚及肾，导致脾肾两虚。临床上则可出现各种相应的兼夹证候。但脾气虚这一基本证候，始终作为共性而在绝大多数慢性肝炎患者的身上表现出来。

二、辨证论治

从论治的角度来看，根据《黄帝八十一难经·七十七难》曰："见肝之病，则知肝当传之于脾，故先实其脾气。"张仲景于《金匮要略·脏腑经络先后病脉证》中说："夫治未病者，见肝之病，知肝传脾，当先实脾，四季脾旺不受邪，即勿补之。"根据这一宝贵的理论，治肝炎时应注意"实脾"，故提出以健脾补气，扶土抑木为治疗慢性肝炎的总原则。

邓铁涛在"实脾"这一思想的指导下，积累了一些经验，拟一方名"慢肝六味饮"，方药配伍如下：党参15～30克，茯苓15克，白术12～15克，甘草5克，萆薢10克，黄皮叶15～30克。本方取四君子汤补脾气、健运脾阳以"实脾"，用黄皮叶以疏肝解毒、行气化浊，萆薢入肝胃两经以升清而降浊。本方适用于单纯脾气虚型的慢性肝炎患者。临床症状为面色淡白，少气自汗，倦怠乏力，身重，食欲不振，胁部不适感，腹胀便溏，舌质淡，舌体嫩或舌体胖有齿印，舌苔白或兼浊，脉虚弱。

若患者有其他兼夹症状出现时，则可根据辨证所得，采取适当的兼治法，在上方的基础上加减用药，其加减法为：脾虚较甚，并见气短声低，精神不振者，加黄芪15～25克。兼湿浊上泛，并见脘闷，恶心呕吐，舌苔厚浊，脉缓滑者，加法半夏10克、砂仁3克以和胃降浊。若湿浊中阻，以身肢困重，腹胀便溏明显者，加薏苡仁15克、白蔻仁6克以通阳除湿。

兼肝气郁结，并见胁痛较明显，易急躁，头晕，头痛，脉兼弦者，加素馨花10克、郁金10克以疏肝解郁。兼肝阴不足，并见头晕目眩，失眠多梦，舌边尖红，舌苔少，脉弦细弱稍数者，加桑寄生30克（或桑椹15克）、旱莲草12克、女贞子12克（或五味子12克），以太子参20克易党参，去萆薢，以养肝阴。

兼肾阴虚，并见面白唇红，头晕，睡眠不佳，口干咽燥，腰腿酸痛，舌质红，舌体嫩，舌苔薄白或舌苔少，脉细数而弱者，加何首乌30克、山茱萸12克、熟地黄20克、桑寄生30克、旱莲草12克，以太子参18克易党参、山药12克易白术。兼肾阳虚，并见面色青白或晦暗，精神不振，腰腿酸痛，四肢欠温，脉兼迟或稍沉者，加杜仲15克、巴戟天12克、肉桂2克（焗服）、楮实子10克，以温补肾阳。

兼血瘀阻络，并见面色黧黑或唇色紫黯，胁痛明显，胁下癥块（肝大，质较硬易扪及），舌质紫黯或有瘀点，脉弦缓或涩者，加丹参15克、茜根12克、桃仁10克、土鳖虫10克，以活血祛瘀。

兼湿郁化热，并见口苦，小便黄浊，或轻度黄染，低热，舌质红，舌体嫩，舌苔黄白厚浊，脉虚数者，加金钱草25克、鸡骨草25克、茵陈25克，以太子参18克易党参，以清利湿热。

上述治法，总原则不离健脾，组方的核心是四君子汤加萆薢、黄皮叶。这是通过长期的临证、科研，摸索到脾虚是慢性肝炎的共性而确立的。随证加减则按辨证论治之原则处理。

至于慢性肝炎之肝脏肿大而稍硬者，按中医理论应属于癥块（或称积块），多因气滞血瘀内结所致，宜用祛瘀药物治疗。20世纪50年代某研究组参与慢性肝炎之研究，该研究组不管临床分型如何，在治疗162例患者的处方中，均配有丹参、桃仁、土鳖虫，或鳖甲、龟甲、牡蛎之类祛瘀及软坚药。但近10年来通过对脾胃学说及祛瘀疗法的深入研究，邓铁涛认为血瘀的形成，除气滞、热迫之外，还有一个重要的原因是气虚（心气或肺气或脾气虚）。其机理是气虚导致推动无力，气血运行迟滞，从而形成血瘀。而慢性肝炎患者单有肝大，肝质尚柔软或不易扪及，且无其他血瘀表现时，脾气虚是矛盾的主要方面，只有补气健脾促使脾功能恢复，肿大的肝脏才会随病情的好转而恢复正常。此时不宜过早使用祛瘀药物，因祛瘀药物多有伤气、破气作用，若囿于肝肿大而过早使用，反而不利于治疗。只有当肝质较硬易于扪及，或并见面黯、唇紫、舌质紫黯或有瘀斑瘀点、脉涩等症状，揭示矛盾的主要方面已转为血瘀时，才可加入祛瘀药。但"气为血帅"，此时仍需在补气运脾的基础上使用祛瘀药。

三、肝硬化的辨证论治

肝硬化，应属中医之"积聚""癥瘕"范畴，肝硬化腹水则属"臌胀"范畴。西医的诊断手段对肝硬化的早期诊断具有借鉴意义，能够为中医药治疗提供有利条件。当然，论治离不开辨证，辨证仍要靠中医之四诊。通过几十年的摸索，邓铁涛发现舌底静脉充盈曲张常与X线检查之食道静脉曲张相吻合，并针对早期肝硬化逐步拟出一首有效方——软肝煎。方药为：

太子参30克、白术15克、茯苓15克、萆薢10克、楮实子12克、菟丝子12克、鳖甲30克（先煎）、土鳖虫3克（研末冲服）、丹参18克、甘草6克。

此方对肝炎所致肝硬化及酒精中毒性肝硬化都有一定的效果。此方以健脾养肝肾为主，软坚化瘀为辅。

软肝煎与慢肝六味饮乃姊妹方，均取义于"见肝之病，知肝传脾，当先实脾"之旨。慢肝六味饮治慢性肝炎，以健脾为，主配黄皮叶以疏肝解毒，行气化浊。早期肝硬化，病久伤及肝肾，故以楮实子、菟丝子、鳖甲养肝肾，病已及血分，故用土鳖虫、丹参以祛瘀活血。此方辨证加减需耐心久服，一则以阻慢其硬化进程，再则冀其软化。治疗效果与病之深浅成正比。因此，早期发现、早期治疗最为重要。当然，患者的精神因素对于此病影响甚大，精神负担过重者虽浅尤深，做好患者的思想工作，是不可缺少的心理治疗。此病治疗必须彻底，不能但见症状改善或肝功能正常便停药，必须继续服药半年至一年以巩固疗效。另外，坚持太极拳之类的柔软运动，注意饮食营养及节减房事亦是十分重要的。

软肝煎加减法：肝炎所致之早期肝硬化，转氨酶高者，加黄皮叶30克；酒精中毒所致肝硬化者，加葛花10~15克；肝阴不足，舌质红、舌苔少者加旱莲草、女贞子各10克，石斛15克，更兼剥苔者加龟甲30克；牙龈出血或皮下有出血点者加仙鹤草30克或紫珠30克；有黄疸者，加鸡骨草15～30克。

化验检查显示白蛋白低或白蛋白与球蛋白的比值（A/G值）倒置，西医多采取滴注白蛋白治疗，直接补充白蛋白，似乎较为先进，但邓铁涛认为直接给予，不如间接使之内生为佳。除辨证论治能帮助内生之外，用鳖或龟约斤许加山药30克、薏苡仁15克炖服，每周1次或10天1次，对白蛋白的提高有较好作用，注意不要食滞便可。

四、臌胀的辨证论治

肝硬化晚期出现腹水，症见腹胀大而四肢消瘦，饮食不振，怠倦乏力，面色苍黄少华，甚或黧黑而无华，舌体胖嫩，边有齿印或边有瘀斑、瘀点，脉虚细或涩。四肢消瘦、饮食不振、怠倦乏力，是一派脾虚之象，而腹大青筋，舌有瘀斑、瘀点，或二便欠通则属实证。多数病例单靠补脾疏肝益肾，无奈腹水何。腹胀患者饮食减少，更兼运化失职，食越少，营养越不足，腹越胀，如此恶性循环，实者愈实而虚者更虚，治疗原则必先攻逐，寓补于攻，俟其腹水渐退，然后再予攻补兼施，辨证论治。

攻水之法，多源于张仲景的十枣汤而各有擅用，总不离甘遂、芫花、大戟、牵牛子之类。邓铁涛喜用甘草制甘遂，其法为用等量之甘草煎浓汁浸泡已打碎之甘遂，共泡3天3夜，去甘草汁，将甘遂晒干研为细末，每次服1～2克。可先从1克开始，用肠溶胶囊装吞，于清晨用米粥送服。服后1天之内泻下数次至十数次，甚者可泻水几千毫升。翌日即用健脾益气之剂，或独参汤补之，但有些患者，服参汤或补益之剂，又再泻水，此亦寓攻于补。过1～2天服调补之剂便不再泻，可能过些时候腹水又起，再用甘遂攻之，攻后又加辨证论治，有得愈者。有人认为今天由于腹水机的应用，可把腹水抽出，脱水除钠后，再把蛋白输回给患者。故腹水的治疗，已可不必再用下法。邓铁涛则认为不然，肝硬化腹水，肝硬化是因，腹水是果，若只靠机械祛除腹水，病将不治。而中药攻逐，能够治愈，必有其现在尚未知之的机理，故腹水机与攻逐之剂未可同日而语也。

用甘草水浸甘遂，此方实从民间来。广州市原工人医院一例肝硬化腹水患者，无法治疗，劝其出院，半年后主管医生路遇患者，健康如常人，十分惊讶。问知乃服一专治臌胀之老太婆的药散泻水而愈。一附院张景述老师多方寻访，从其就近之药店得知其专买甘草与甘遂而得之。当然，逐水不一定都能彻底治愈，但能有愈者则其机理就不止于祛腹水那么简单。西药利尿剂种类不少，速尿等利尿作用甚强，为什么对于肝硬化腹水患者却得不到理想的效果呢？邓铁涛认为治腹水而只知利尿，不但无益反而有害。因为利尿多伤阴，一再损害肝肾之阴，容易引发肝昏迷或大出血。土壅木郁，攻逐运化，攻补兼施，肝阴不伤，脾得健运，腹水不再起，则以健脾补肝肾，稍加活血之品，可望带病延年，少数或可治愈。

攻逐之法，会不会引起大出血，根据近10多年来的文献报道及个人经验，不会引起大出血，因逐水能减轻门静脉高压。肝硬化腹水患者往往舌下静脉曲张，经泻水以后，舌下静脉曲张程度往往减轻，足以为证。中国中医科学院西苑医院，亦曾研究治疗肝硬化腹水，向他们请教，他们也主张用攻逐法治腹水，治疗100多例，未见因攻逐而大出血者。他们喜用牵牛子末调粥服以攻逐腹水。当然，攻逐治腹水只是比较常用之法，若体质过虚，强用攻伐必死。邓铁涛曾治疗1例血吸虫性肝硬化腹水患者，病已重危，家人已为其准备后事。诊其面色苍白无华，气逆痰多，说话有气无力，纳呆，腹大如鼓，静脉怒张，肝区疼痛夜甚，四肢消瘦，足背微肿，唇淡，舌体嫩，舌苔白厚，脉细弱。此脾虚不运，水湿停留所致，人虚至此，不宜攻逐，治疗应以健脾为主，兼予养肝驱虫。处方：

①方：人参9克，陈皮1.5克，炖服，以健运脾阳。

②方：太子参12克，茯苓9克，白术12克，何首乌15克，菟丝子12克，丹参12克，楮实子9克，谷芽24克，芜荑9克，雷丸12克，甘草5克。

两方同日先后服，第2天患者精神转佳，尿量增多，能起床少坐。照此治则加减用药，服药20剂后患者腹水消失，能步行来诊。数月后能骑自行车从顺德到广州。可见健运脾胃以化湿亦为治肝腹水之一法也。可攻不可攻皆在于辨证。

肝硬化腹水并发上消化道出血时，宜急用止血法，可用白及粉、三七粉各3克顿服，每天4次，或用云南白药每天8克分服。若出血过猛，采用西医之三腔二囊管压迫法，或手术结扎胃底和食管曲张静脉等处理为宜。

并发肝昏迷宜用安宫牛黄丸，半粒开水溶化点舌，半粒灌服或鼻饲，再随证治之。

第八节

医案选介

一、胃脘痛（胃溃疡）

张某，男，52岁，干部。

【主诉】上腹部间歇性疼痛10余年，伴吞酸嗳气，神差纳减。近月来症状加剧，发作频繁，饥饿则发，进食缓解。胃肠钡餐检查，诊断为胃溃疡合并慢性肥厚性胃炎。胃小弯距贲门约2厘米处有一个0.9厘米×1.6厘米椭圆形龛影。1972年2月3日入院。入院时体温、呼吸、血压均正常，舌质红，舌苔薄腻，脉弦数。入院后曾用西药治疗8天，症状不减，疼痛反而加重。X线拍片检查，其龛影增大为1.1厘米×1.6厘米，深约0.9厘米，似穿透至浆膜下层，说明溃疡病有所发展。经会诊，主张及时手术治疗。但患者不愿接受手术治疗，要求中医诊治。

【初诊】患者疼痛阵发，胀气，口淡而时有干苦（可能与服用阿托品有关），纳差便溏，舌质淡黯，舌苔白厚浊，脉弦细。此为脾虚运化失职，气血湿浊郁滞所致。

【处方】用健脾胃化湿浊方药治疗。（方略）

【二诊】患者胃痛甚，每半小时至1小时剧痛1次，腹胀，吞酸如故，但胃纳略有改善，大便溏，舌质淡，舌苔白厚，脉沉细。拟健脾疏肝化湿治之。

【处方】黄芪12克，党参12克，白术12克，素馨花6克，黄连2.4克，法半夏9克，桂心1.8克，鸡内金9克，枳壳6克，甘草4.5克。每天2剂。另为患者行按摩手法，点肩井穴，按后阵痛减轻、减少。

【三诊】患者痛减，发作次数亦少，自觉舒适，舌苔转薄，脉稍有力而弦。仍守前方。

【处方】柴胡9克，白芍12克，党参12克，黄芪12克，枳壳8克，茯苓15克，白术12克，黄连2.4克，桂心1.8克，鸡内金9克，麦芽15克，甘草4.5克。另以三七末3克空腹冲服。

【四诊】患者连服上方加减10天，现腹痛已很少发作，吞酸嗳气亦大为减少，精神、胃口逐渐恢复，近食米饭无不良反应，大便已成形。继续守前方治疗。

【处方】黄芪12克，党参12克，茯苓9克，白术9克，法半夏6克，柴胡6克，黄连1.5克，焗肉桂1.5克，浙贝母9克，炙甘草4.5克，丹参12克，乌贼骨18克，饴糖30克冲服。每天2剂。另以三七末2克空腹冲服。

【五诊】患者服上方至2月29日，症状基本消失。

【处方】为巩固疗效，再服上方至3月6日。3月7日，改服此方：黄芪15克，党参15克，桂枝9克，白术15克，乌贼骨8克，大枣4克，炙甘草6克，生姜6克，饴糖30克冲服。另以三七末3克空腹冲服。

【六诊】患者服上方至3月18日一直无症状出现，X线片复查显示龛影直径仅为0.5厘米。

【处方】上方或去桂枝，或加白芍、陈皮、法半夏，或加麦芽、鸡内金等，继续连服。

【七诊】4月18日，患者头晕、睡眠差，检查血压、五官均正常，舌质稍红，舌苔白而润，中心稍厚，脉弦细数。此可能为肝盛所致，治宜和肝健脾。

【处方】太子参15克，茯苓12克，竹茹9克，生牡蛎15克，枳壳9克，橘络3克，旱莲草18克，女贞子9克，酸枣仁12克，甘草4.5克。

上方服3剂后，患者头晕消失，睡眠亦好。改用四君子汤加柴胡、白芍、吴茱萸、黄芪等药连服。共住院46天，龛影愈合出院。

出院后继续服中药数月。以后数年断断续续服中药，追踪5年，每年定期做X线片检查，溃疡未见复发。但胃炎未彻底治愈，仍时有复发（原来的西药始终照用）。

二、血证（消化性溃疡并出血）

周某，男，74岁，教师。1973年11月2日入院。

【主诉】患者参加教材会议，1天前曾食丰盛午餐，下午如厕发现柏油样便，晚餐纳减，只食面条少许。次日凌晨三时半，自觉腹部不适，恶心呕吐，呕出食物残渣及咖啡样液约70毫升，大便排出全柏油样便约500毫升。被发觉扶起后，又吐出脓血一大口约20毫升，头晕，汗出，肢冷，面白，头倾。即以中指叩击其人迎穴，并擦药油，扶卧床上。患者面色稍好，汗止，要求继续叩击人迎穴，云能降胃气之上逆，使胃部稍舒适。送就近医院，西医即按溃疡病合并出血常规治疗。会诊：患者有胃溃疡病史及肺结核病史，20年前曾做过胃修补术，去年因肺结核咯血住院。诊其脉浮弦稍数，舌苔厚浊，神疲懒言，周身不适，但无发热。

【诊断】从脉舌象及其发病经过分析，此为食滞兼感外邪而诱发溃疡病出血。脉稍数为里有热。

【治则治法】治宜清热导滞，兼透外邪。

【处方】荆芥穗6克，金银花12克，连翘15克，白茅根30克，白及15克，侧柏叶9克，鸡内金10克，竹茹9克。

【二诊】11月3日，患者服上方后，微汗出，全身不适解除，仍困倦乏力，口干，舌质红，舌体嫩，舌苔薄黄而干，脉右虚大，左弦滑。可见表虽解而内热未除，仍拟清热止血消滞。

【处方】白及25克，侧柏叶13克，白茅根30克，天花粉13克，金银花13克，谷芽15克，鸡内金10克，大枣3枚。

【三诊】11月4日，患者停用一切西药，并转回一附院治疗。

【处方】照上方服1剂。

【四诊】11月5日，患者精神转佳，胃纳好，仍口干，两天未解大便，舌质红，舌苔黄，脉缓，右脉稍有涩象。

【处方】照上方去金银花，共2剂。

【五诊】11月7日，患者前一天大便1次，便色转黄，软条便，无其他不适，脉左弦右大微涩，舌体胖嫩，舌苔白。

【处方】照上方2剂。

【六诊】11月9日。患者前一天大便1次，黄色软条便，大便潜血阴性。

【处方】照上方去白茅根加沙参20克、山药13克，共3剂。

11月12日，患者痊愈出院。

三、胁痛（慢性肝炎）

卢某，男，20岁。1979年12月13日初诊。

【主诉】患者于1979年5月初突发恶寒发热，高热达39℃，并见头痛，全身不适，当地卫生院按流感治疗，3天后热退，唯觉易疲劳，胃纳不佳，失眠多梦，右胁部时觉隐痛。直至9月13日查体，发现肝大胁下1.5厘米，即到广州某医院检查，结果显示肝功能谷丙转氨酶217 U，其余项目正常，超声波显示较密微小波。诊断为乙型肝炎，至今已有7个月。

【初诊】患者除上述症状加重外，并见烦躁，右胁肋闷痛持续且明显，舌质淡，舌体嫩，边有齿印，舌苔浊，脉弦稍数，两寸稍弱。

【诊断】该患者诊断为胁痛（乙型肝炎），证属脾虚肝郁。治宜健脾疏肝。

【处方】处方①：太子参18克，茯苓15克，白术12克，萆薢10克，麦芽30克，大枣4枚，甘草5克，黄皮叶12克。

处方②：柴胡10克，枳壳6克，白芍15克，太子参24克，茯苓15克，白术15克，黄皮叶30克，甘草5克。

嘱两方交替服用，每方连服3天后即转用另一方。治疗过程中根据病情需要，适当选加山药以健脾，郁金以疏肝，玄参、石斛、沙参、天花粉、旱莲草、楮实子以养护肝阴。

患者连续服药至1980年7月3日，上述症状基本消失，精神、胃纳均佳，再到该医院复查，肝功能正常，超声波显示肝区稀疏微波，未见明显炎症波形。至此病已基本痊愈，唯肝区时有不适，有难入睡、易醒等症状，乃嘱服健脾之剂以善其后。

四、积聚（肝硬化失代偿期，胃溃疡）

薛某，男，61岁，香港居民。

【主诉】1996年7月因疲劳，走路不稳，纳差，经香港玛丽医院诊断为肝硬化失代偿期、胃溃疡、高血压。住院期间出现肝昏迷、黄疸、腹水、食道静脉曲张致便血等，B超检查发现肝脏有2个肿块，性质待查。经治疗2个月，9月30日复查肝功能，结果显示总蛋白63克/升，白蛋白30克/升，总胆红素120微摩尔/升；复查甲胎蛋白为3微克/升，患者病情基本稳定，带药出院（主要药物有激素、利尿药、胃药和降压药）。患者仍感到疲劳，走路腿发软，于1996年11月30日来广州求诊。症见疲劳，腿软，腹稍胀，胃纳不佳，面黯，唇紫，脉涩。

【治则治法】拟攻补兼施，益气健脾养肝肾，佐以软坚化瘀，利湿逐水。

【处方】西洋参另炖兑服，白芍、土鳖虫、穿山甲各10克，太子参、鳖甲（先煎）、牵牛子各30克，白术、茯苓各15克，薏苡仁15克，楮实子、菟丝子、草薢各12克，酸枣仁20克，甘草5克。每天1剂，水煎服。患者坚持服此方近1年，诸症悉减。

【二诊】1997年11月10日。患者疲劳、腿软好转，腹胀消失，胃纳尚可，面色暗红，舌质红，舌体嫩，舌苔白厚，脉右大涩，左弦尺弱。仍以益气健脾养肝肾为主。

【处方】原方去牵牛子，加麦芽30克、大枣4枚，酸枣仁改为24克。

患者服药期间每隔2个月在香港某医院复查1次，用药1年后，胃镜检查胃溃疡已愈，肝脏扫描肿块阴影消失，因食道静脉曲张致便血未再发生，血清总蛋白60克/升，恢复正常。但红细胞计数偏低，血小板计数低，凝血功能欠佳，血尿素氮、肌酐高于正常值，提示肾功能有损害，血氨偏高，慢性肝性脑病仍存在。继续服中药治疗，于1998年3月底又在香港某医院复查肝功能、血液生化等项目及肝脏磁共振成像（MRI）均正常。

1998年5月29日，患者来信说："现在感觉吃好睡好，走路踏实，精神更饱满，身体更健康。"根据患者寄来的检查结果，嘱其将二诊处方加黄芪、益母草各15克，改西洋参为5克，加人参5克。

2001年3月7日患者致电告知复查肝功能正常，生活起居均正常，唯血压仍高〔（120~240）/（95~105）毫米汞柱〕。拟下方调理：

太子参、鳖甲（先煎）、玉米须、生牡蛎、生龙骨各30克，茯苓、白术、菟丝子、牛膝各15克，山药24克，楮实子12克，何首乌、决明子各20克，甘草3克。

第四章

邓铁涛气血痰瘀理论与应用

第一节

王清任气血理论[①]

王清任著《医林改错》，其原意以解剖部分为主，但王清任在治疗学上的贡献比解剖学更大。虽然王清任谦虚地说："记脏腑后，兼记数证，不过示人以规矩。"他所记的药方，是他几十年屡试屡效的经验总结，是值得重视的。谈到王清任在治疗学上的贡献，很容易就联想到王清任的逐瘀与补气疗法。

一、王清任以气血为治病要诀而不偏执

王清任治病重视气血，他认为："治病之要诀，在明白气血。无论外感内伤，要知初病伤人何物，不能伤脏腑，不能伤筋骨，不能伤皮肉，所伤者无非气血。气有虚实，实者邪气实，虚者正气虚……血有亏瘀，血亏必有亏血之因，或因吐血衄血，或溺血便血，或破伤流血过多，或崩漏产后伤血过多，若血瘀有血瘀之证可查。"王清任对血瘀之证的经验极为丰富，他以膈膜为界，划分疾病部位。"立通窍活血汤，治头面四肢周身血管血瘀之证；立血府逐瘀汤，治胸中血府血瘀之证；立膈下逐瘀汤，治肚腹血瘀之证。"

---

① 邓铁涛：《清代王清任在临床医学上的贡献》，《中医杂志》1958年第7期。

《医林改错》全书共33方（除古方外），大部分用的是通瘀活血法，其次是补气活血法。好像王清任偏于补气消瘀，其实并非如此，这不过是王清任临床研究的收获之一，而该研究成果足以补前人之所未备，所以他特别把它总结出来。王清任的立论是比较正确的，他在序言中写道："病有千状万态，不可以余为全书，查证有王肯堂《证治准绳》，查方有周定王朱橚《普济方》，查药有李时珍《本草纲目》，三书可谓医学之渊源。可读可记，有国朝《医宗金鉴》，理足方效，有吴又可《瘟疫论》。其余名家，虽未见脏腑，而攻发补泻之方，效者不少。余何敢云着书，不过因着《医林改错·脏腑图记》后，将平素所治气虚、血瘀之症，记数条示人以规矩，并非全书。不善读者，以余之书为全书，非余误人，是误余也。"

二、王清任气血之论源出《黄帝内经》

王清任的学术并不是无源之水，无根之木，尤其是偏重气血的治疗方法，正是继承了古人的学说而加以发扬的结果。

中医学，早在古代已重视"气"与"血"。《黄帝内经》不论在生理上、病理上还是治疗上，对于"气""血"都极为重视。其他且勿论，如《素问·至真要大论》云："谨守病机，各司其属，有者求之，无者求之，盛者责之，虚者责之，必先五脏，疏其血气，令其条达，而致和平。"这就是说治病的关键之一是疏其血气，令其通调畅达而至于正常。又如《素问·阴阳应象大论》说："审其阴阳，以别柔刚，阳病治阴，阴病治阳，定其血气，各守其乡；血实宜决之，气虚宜掣引之。"凡治病必求其本，病之本，本于阴阳失其平调，而阴阳往往具体表现于"气""血"。所以古人有凡病皆生于气与血之说，《黄帝内经》所谓"血脉和利，精神乃居"；而血脉之和利又必"气"亦和利。"血实宜决之",就是导之下流如决江河,正是祛瘀之大法。"气虚宜掣引之",正是王清任重用黄芪之所本。而治血又往往与理气相连,理气又常与治血相合,此又为王清任人参、黄芪与桃仁、红花同用,桃仁、红花、赤芍与柴胡、枳实、延胡索、香附等同施之根据也。

三、王清任的逐瘀与补气疗法

王清任全书包含自创新方30方,另修改古人妇产科方3方。其中包括的病类有:内科、传染病、儿科、妇产、精神病、外科病等。立方指导思想不离逐瘀补气,而变化多端。启发后代临床学者实属不少,如近代名医张锡纯受王清任的影响很大。

逐瘀疗法早在汉代张仲景时期就已经确立了,王清任则大大补充、丰富了这一治疗方法,有功于张仲景,有功于后世。王清任逐瘀名方有:通窍活血汤、会厌逐瘀汤、血府逐瘀汤、膈下逐瘀汤、少腹逐瘀汤、通经逐瘀汤、身痛逐瘀汤、古下瘀血汤。

王清任以血府逐瘀汤、膈下逐瘀汤、少腹逐瘀汤分治体腔的横膈膜以上、横膈膜以下和少腹等上中下之部分的瘀证,这是合乎科学而又很新颖的治疗法则。根据经验,血府逐瘀汤的确能治疗一些由于瘀血所致的胸部病症,如胸痛、胸膜炎等证。王清任的两个治验病案:一女子胸任重物,仆妇坐胸才能入睡;一男子胸不任物,必须露胸才能入睡。两者用同一药方——血府逐瘀汤,相信不是虚构的。总之胸部有瘀热的病症都属有效。

膈下逐瘀汤治腹部瘀热作痛,痛不移处或有积块的确有效。

少腹逐瘀汤对妇科多种疾病都有奇效,如用于少腹积块疼痛,或痛经喜按者,经水过多,或断续淋沥不止者。血崩不止不是虚证，用此方（蒲黄用炭）一服血大减，三服而血止。广州已故名医罗子颐之夫人少腹剧痛，有长形如秋茄之硬块，曾至各大医院诊治，诊断为肿瘤，后服此方而痛止块消。罗子颐之女罗次梅医生（亦是中医）曾治一谢氏妇人之输卵管肿瘤，亦用此方而愈。此外，罗子颐亦曾用通窍活血汤治疗一张氏妇人，头发无故脱落，成为秃子，服此方而愈，该人尚在，且发仍乌润。

补气之法古已有之，但如王清任这样运用的却很少见。王清任善用黄芪，有丰富的经验，而且他将补气疗法与消瘀法相结合，更是新创。王清任的补气方有：补阳还五汤、黄芪赤风汤、黄芪防风汤、黄芪甘草汤、黄芪桃红汤、保元化滞汤、助阳止痒汤、足卫和荣汤、急救回阳汤、可保立苏汤、止泻调中汤。

补阳还五汤是一个特别著名的效方。张锡纯虽然批评了王清任对于治疗半身不遂过于强调阳气不足之论，认为痿病有虚仍有实，补阳还五汤用之要得当，但张锡纯不能不说："补阳还五汤其方实甚妥善也。"此方用于痿病实属有效，不过必须耐心久服才能收效。我屡用此方治疗中风后遗症之手足不遂者，于小儿麻痹症之瘫痪者亦能收效。不过对于治疗过迟者多不能十足复原，有恢复八成、五成者。黄芪必须重用至120克或120克以上方效，其他药量亦可略为增加，但决不能轻重倒置。

根据罗子颐的经验（罗子颐深研《医林改错》，故对于该书药方的运用很有经验），可保立苏汤可治小儿因伤寒瘟疫，或痘疹吐泻等证，病久气虚，四肢抽搐，项背后反，两目天吊，口流涎沫，昏沉不省人事等，皆效。

急救回阳汤治疗吐泻大汗，肢冷神衰，有抽搐现象者有奇效。罗子颐曾治一肠热证患儿，厥逆肢冷及于肘膝，别医束手无策，罗子颐给予该方，服药后3小时，患儿四肢复暖，后用解毒活血汤数剂服而愈。

根据上述消瘀补气之方，可以看到王清任在逐瘀方中用桃仁、红花、赤芍最多，分量也用得不轻，对于破血药并不如一般医者那么畏惧。去瘀生新，寓补于破，全在于诊断正确，运用得当。王清任于补气方中重用黄芪，将行气补气与活血相配合，药只数味而效果良佳。

四、小结

王清任的治疗实践经验总结大大丰富了中医的治疗学，但王清任的创造，十分明显是接受前人的遗产，继承一脉相承的学术成就并继续加以发扬所得。

对于王清任的理论与方法，今天应该在中西医合作下，共同去研究与验证，把他的宝贵理论和经验与现代科学结合起来，从而跃进一大步，这正是后人应肩负的责任。

第二节

祛瘀法学术源流①

祛瘀法属于理血法中的一个部分，是中医学中有其独特之处的一种治疗经验与理论。

---

① 邓铁涛：《祛瘀法及其应用》，《新中医》1975年第2期25–29页。

桃仁承气汤在伤科用得比较多，一附院1970年西中班学员，用桃仁承气汤治疗5例胸腰椎骨折早期患者，取得了满意的疗效。在治疗中根据患者的体质和血瘀的轻重程度，适当调整药量。服药后5例患者均出现明显腹泻，泻出暗棕色稀便，腹泻后症状随之减轻，一般服2剂后，暗棕色稀便即可泻清，此时持续性剧烈疼痛、腹胀、尿闭、便秘等症状也得以解除。例如一名男性工人，因工作不慎，从4米高处跌落在地，入院时疼痛剧烈、腹胀、尿闭、便秘等，经X线检查，确诊为第11胸椎、第3腰椎压缩性骨折（压缩1/3），治疗时稍加重桃仁承气汤的用量，服2剂后，上述症状全部解除，去瘀生新为骨折的治愈创造了有利条件。

（二）癥病

妊娠兼肿瘤患者，用桂枝茯苓丸。

桂枝茯苓丸：桂枝，茯苓，牡丹皮，桃仁，芍药，各等分研为末，制成蜜丸，每次服三钱。

该药在近代用以治疗良性子宫肌瘤有效，邓铁涛最近治疗一例患者获愈。

患者李某，女，40岁，教师。经产三胎健在，月经不正常已4～5年，最近月经早期腰痛、腹痛，月经量多，经前后头痛、白带多。经某医院妇科检查显示，该患者宫颈糜烂（++），肥大（++）；子宫为水平位，增大如鹅蛋大，后壁隆起，活动良好；附件正常，未扪得肿物及包块。

诊其人瘦，面白，舌边红，舌苔白，脉弦细，治以活血祛瘀为法，将桂枝茯苓丸改为汤剂，芍药改为赤芍，每味各三钱煎服，服药40剂后，妇科检查显示子宫有所缩小。服药53剂后，月经过期未至，改用少腹逐瘀汤去肉桂加黄精，服药4剂后月经至，月经至后仍服桂枝茯苓丸（改汤）前后共110剂。再经某医院妇科医生检查，结果为子宫后倾较正常稍大稍硬，右侧缘稍突出，附件（－），宫颈轻度炎症，稍红；外阴道（－）。该医生认为经产三胎，子宫大小属正常范围，子宫肌瘤已消失，月经亦正常，乃停药。追踪一年，患者精神体力日佳。

（三）产后腹痛

治疗产后腹痛，可先用枳实芍药散，服枳实芍药散无效，是内有瘀血，遂用下瘀血汤。

枳实芍药散：枳实（烧令黑勿太过），芍药，等分研为末，每次服三钱，麦粥送服。

下瘀血汤：生大黄三钱（后下），桃仁七粒，土鳖虫七个（去足），炼蜜和丸，以酒煮丸顿服，便血下如猪肝色。

枳实芍药散对于产后腹痛属于胃浊失降所致者甚效，此证的特点为"产后腹痛，烦满不得卧"。

下瘀血汤，后世用以防治狂犬病。处方同上，制、服法改为：上三味研为末，加白蜜三钱，酒一碗，煎至七分连渣服，不能饮酒的加开水兑服。小儿减半，孕妇不忌。空腹服后，观察大小便，若大便呈猪肝色，小便呈茶色，便是狂犬咬伤，继续服药至大小便正常，才可停服。若服药后大小便不呈猪肝色，便非狂犬咬伤。（此方治疯狗咬伤先见于浙江省象山县验方，1970年广东省河源县卫生局介绍经验。）

除上述三证之外，还有治疟疾的鳖甲煎丸，治血痹虚劳的大黄䗪虫丸，治肠痈的大黄牡丹皮汤等，都是祛瘀方剂，其中大黄牡丹皮汤对于急性阑尾炎有良效，鳖甲煎丸对于疟疾脾肿大者有效，亦有用于肝病而致肝脾肿大者。

二、清代祛瘀法大为发展

自汉代以后，祛瘀法的研究续有发明，至清代王清任大为发展，王清任继承前人的成就，结合自己的临床经验，总结出一套治瘀的理论与方剂，在临床上有一定的效果。

对于疾病的发生，王清任认为与气血的关系最为密切。他说："治病之要诀，在明白气血。无论外感内伤，要知初病伤人何物，不能伤脏腑，不能伤筋骨，不能伤皮肉，所伤者无非气血。气有虚实，实者邪气实，虚者正气虚……血有亏瘀，血亏必有血亏之因，或因吐血衄血，或溺血便血，或破伤流血过多，或崩漏产后伤血过多，若血瘀有血瘀之证可查。"（见《医林改错·气血合脉说》）

王清任认为很多疾病，尤其是一些难治之证，均与瘀血有关，因此在治病上强调祛瘀，《医林改错》全书几十张方子，大部分用的是通瘀活血的方剂。他还根据气为血帅的道理，治血往往与理气相连，理气又常与祛瘀相结合，特别是在祛瘀方中重用黄芪是王清任所独创。

兹将其比较为后人所常用之方剂介绍如下。

（一）通窍活血汤

处方：赤芍一钱，桃仁泥三钱，红花三钱（切），川芎二钱，生葱三钱，生姜三钱，红枣七枚（去核），麝香五厘（绢包），用黄酒半斤将前七味煎一小碗去渣，入麝香再煎二沸，临卧服。成人一连三晚服三剂，隔一天再吃三剂，七八岁小孩两晚吃一剂。麝香可煎三次再换新的。

主治：头发脱落，眼痛眼红，酒糟鼻，耳聋，白癜风，紫癜风，紫印脸，牙疳等头面疾病；此外，还治妇人干劳，男子痨病，小儿疳证。

邓铁涛用此方治疗一例脑膜炎后遗症患者，收到较满意的效果。

梁某，男，11岁，五年前（1952年）患脑膜炎留有后遗症，癫痫经常发作，至九岁即开始有发育征象，出阴毛，嘴唇有稀疏胡须，身形矮胖，无小孩性格，举动如成人，日饮茶水达七茶煲（约五磅一煲），经治疗数年未效，曾行针灸治疗，癫痫发作稍为减轻，其他症状无改变。诊其脉沉实而有力，舌诊如常，证无虚象，其病在头，与血瘀有关，故采用王清任法，予通窍活血汤原方，隔天一服。约15天后，癫痫发作较轻，饮水较少，成人发育趋势已被制止，服至50剂，患儿已愿和其他小孩玩耍，恢复小孩征象，体重减少十斤并长高。桃仁、红花每剂各三钱，患儿精神日佳，智力逐渐发育，能记一些单字（虽然已十一岁，但因病不能上学读书），但癫痫未能完全制止，饮水已减少一半。前后治疗约一年，诸症俱愈，独余癫痫，后经市精神病院治愈，追踪十余年，该患者发育基本正常，已当工人，唯智力稍差于正常人。

又用此方治疗一例患颅咽管瘤之男孩（15岁），症状有所改善，视力有所提高，但一年后X线检查显示肿瘤未见缩小亦无增大。

（二）血府逐瘀汤

处方：当归三钱，生地黄三钱，桃仁四钱，红花三钱，枳壳二钱，赤芍二钱，柴胡一钱，甘草一钱，桔梗一钱半，川芎一钱半，牛膝三钱，水煎服。

主治头痛（无表证、里热证，无气虚痰饮等证），胸痛，天亮汗出，心里热，瞀闷，急躁，夜睡梦多，不安，小儿夜啼，呃逆，干呕，心悸，易怒等。

此方已为伤科医生普遍采用，邓铁涛曾治疗一位被手推车压伤胸部之农民，经其他跌打法治疗十余天，胸痛仍甚，用此方内服，药渣复煎加酒、醋各一两，热洗痛处，三天而痛消，继服数剂（并加外洗）以巩固疗效。

此方对顽固性之头痛，失眠，经久治无效，而舌边有瘀点，或见涩脉者，用之有时能收到意外的效果。本方对胸部因于瘀热的证候多属有效。

（三）少腹逐瘀汤

处方：小茴香七粒，炒干姜二分，延胡索一钱，没药二钱，当归三钱，川芎一钱，桂心一钱，赤芍二钱，蒲黄三钱，炒五灵脂二钱，水煎服。

主治少腹积块疼痛，或积块不疼痛，或疼痛而无积块，或少腹胀满，或经病崩漏、白带、不孕等病症。

本方对于妇科多种疾病均有效，如少腹积块疼痛，或痛经喜按、经水过多或断续淋沥不止等。若用于经血过多者，蒲黄应用蒲黄炭。王清任称本方为"种子安胎第一方"，此方对于月经不调所致不孕症有良好效果，对于子宫附件良性肿块亦有效。

本方中小茴香可用至七分或一钱，干姜可用钱半至二钱，其他各药亦可稍增其分量。

（四）补阳还五汤

处方：黄芪四两，赤芍一钱半，川芎一钱，桃仁一钱，红花一钱，当归尾二钱，地龙一钱，水煎服。

主治半身不遂，口眼㖞斜等病症。

本方对于偏瘫、截瘫之属于气虚有瘀者，效果甚为显著。邓铁涛曾用此方治疗各种脑血管意外后遗症之偏瘫者，都有不同程度的效果，有恢复五成至八成、九成的。曾治一例严重截瘫患者，后能不用扶杖跛行，恢复工作，结婚后产一子。

患者曾某，女，22岁，于1945年冬天患病后发生截瘫，就诊时已卧床数月，望其两腿消瘦，自膝以下只余皮包骨头，需人推扶才能起坐，坐亦不能久，面目虚浮，月经三月未行，唇舌色黯，舌苔白，脉细涩。乃予补阳还五汤，黄芪用四两，家人见方，初不敢服，后试配半剂，服后翌日月经得通，始有信心，连服十多剂。二诊时患者自觉精神较好，月经已净，腰部稍有力。处方：黄芪六两，当归尾一两，川芎三钱，赤芍四钱，桃仁三钱，红花钱半，地龙三钱，桂枝三钱，黑老虎四钱。

上方服十剂后，患者已能自动起坐，胃纳甚佳，面无虚浮，面色转红，上半身转胖，腿肉稍长。照此方再服十余剂，能下床稍站片刻。嘱其注意锻炼学站，进而拄双拐学步。照上方加减，服药八个多月，并经艰苦锻炼，已能扶一拐杖缓慢行进，1949年后参加教学工作，1953年已能丢掉手杖跛行。

本方的缺点在于黄芪必须重用，药源有时困难，但亦可从一两开始，到进步稍慢时增加半两。本方必须耐心久服，不可见进步稍慢便停药，用此方时配合针灸效果更好。若兼高血压，黄芪切勿轻用，必须用一两以上再加生石膏或代赭石一两。黄芪轻用三钱或五钱，配合其他补药则有升压作用，若重用则能降压。当然还必须辨证，属气虚证的高血压才显效，若为肝气旺盛之实证、热证则不宜用。故凡偏瘫而脉洪实者便不是补阳还五汤的适应证。

（五）开骨散加黄芪

处方：当归一两，川芎五钱，龟甲八钱，血余一团烧炭，黄芪四两，水煎服。

主治难产。

邓铁涛曾用此方治疗一例妊娠8个月胎死腹中患者，服药一剂后三四个小时便开始宫缩，再加针灸应时而下。

患者陈某，35岁，农民，妊娠8个月，胎动消失7天入院，胎心音消失。西医诊断为过期流产。诊其舌苔薄白，中有剥苔，舌质淡，舌体嫩，脉大而数。问知其妊娠反应较甚，呕吐较剧，故伤津、耗气，是体虚病实之证。经用一般下死胎法如平胃散加芒硝及脱花煎（川芎，当归，牛膝，车前子，桂枝）等攻之无效。乃采用开骨散加黄芪四两（龟甲缺药未用），一剂煎服，下午三时许服药，六时多开始宫缩，约10～20分钟一次，是夜八时为之按摩三焦俞、肾俞以行脏腑之气，但按摩后，宫缩反而减慢减弱，显然用泻法与体虚病实证情不符，乃改用艾灸足三里以强壮体力，灸30分钟后宫缩加强。继而针刺中极，每2～3分钟捻转一次，针后每1～3分钟宫缩一次，宫缩甚有力，共15分钟左右，停止针灸治疗。晚11时，死胎产下，为脐带缠颈致死。此证虽然加用针灸，但主要是药物的效果，无论药物与针灸，都是在补气强壮的基础上再加以活血通利，这是"寓攻于补"的一个例子。

根据一前辈介绍，王清任治疗天花的通经逐瘀汤等六张方子，用之往往收效，六方中除了保元化滞汤一方只用黄芪、滑石之外，其余各方都以祛瘀或补气祛瘀为宗旨。天花是病毒性疾病，虽然新中国已扑灭了天花，但祛瘀可以治疗病毒这一理念，仍然给了后人很大的启发。

此外，膈下逐瘀汤治疗腹部瘀热作痛或有积块，身痛逐瘀汤治疗关节疼痛，癫狂梦醒汤治疗精神病，龙马自来丹与黄芪赤风汤治疗癫痫，都有一定的效果。

三、近代研究进展

近几十年来对于祛瘀法比较重视的有张锡纯，其在《医学衷中参西录》中一再运用祛瘀法治疗多种疾病，如治疗肺结核，除了重视补气养阴之外，喜用祛瘀药。如十全育真汤（党参四钱，黄芪四钱，山药四钱，知母四钱，玄参四钱，生龙骨四钱，生牡蛎四钱，丹参二钱，三棱钱半，莪术钱半），十味药中用了丹参、三棱、莪术三味活血祛瘀药。邓铁涛在1949年前治疗肺结核，多仿张锡纯法，用三棱、莪术等祛瘀药于治肺药中，有一定的效果。

张锡纯治疗心虚怔忡（心悸）的定心汤（龙眼肉一两，酸枣仁五钱，山茱萸五钱，柏子仁四钱，生龙骨四钱，生牡蛎四钱，乳香一钱，没药一钱），用乳香、没药以活血祛瘀。

张氏治疗肢体疼痛，多认为与气血郁滞有关，除疏肝解郁之外，多用祛瘀之法。活络效灵丹（当归五钱，丹参五钱，乳香五钱，没药五钱）一方，用于治疗腰腿痛每每见效。曾治一例坐骨神经痛之妇女，每夜痛甚至呼叫不已，诊其脉弦稍数，舌质红，为血瘀兼热所致，乃予当归四钱，丹参五钱，乳香二钱，没药二钱，加生地黄八钱，赤芍五钱，白芍五钱，甘草二钱，服七剂后痛全止，继服数剂善后，至今十余年未再复发。

最近山西治疗宫外孕的宫外孕汤（丹参五钱，赤芍三钱，桃仁三钱，乳香三钱，没药三钱）就是由活络效灵丹化裁而成（活络效灵丹去当归，加桃仁、赤芍）。

1949年后，中医对活血化瘀的研究十分重视，尤其是近几年来，祛瘀法用以治疗多种较为难治的疾病如硬皮病、烧伤瘢痕疙瘩、血栓闭塞性脉管炎、肠粘连、神经根粘连、脑血管意外后遗症、冠心病、急腹症、宫外孕、子宫颈癌等，都取得了可喜的成绩。

特别是近年来，用现代科学实验的方法进行理论的探讨，阐明祛瘀方药在治疗过程中的作用，已取得初步成果，将使祛瘀法进一步发展。

祛瘀法可运用于临床各科，其所治疗的疾病多种多样，有时能收到意外的效果。但应注意要用之得当，不能滥用，孕妇及血虚证无瘀血者禁用，有些血瘀证久者用祛瘀药虽然也没有副作用，但如用药剂量过大，或用之过久，也可能出现贫血之类的问题。邓铁涛曾用疏肝利胆药加蒲黄、五灵脂治疗一例慢性胆管炎（胆囊已摘除）患者，症状大为好转，但服药一两个月后，血色素、红细胞及血小板等数值均降低，于是停用蒲黄、五灵脂，稍加养血药而得到纠正。

祛瘀法自秦汉以来续有发明，特别是在"文化大革命"以后，不仅在临床治疗方面有重大的成就，而且有不少单位进行了有关祛瘀法的理论实验研究，这些研究所获得的新成就，将为我国新医学、新药学的建立做出贡献。

第三节

冠状动脉粥样硬化性心脏病的辨证论治①

中医没有冠心病这一病名，但本病早已客观存在，数千年古籍文献所载"真心痛""胸痹""心悸""怔忡"等都是对本病的论述。

一、病因病机

根据文献论述，再结合临床实践，从中医的角度来看，本病的病因病机如图4-3-1所示。

---

① 邓铁涛：《冠心病的辨证论治》，《中华内科杂志》1977年新2卷第1期。

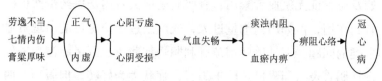

图4-3-1 冠心病的病因病机

从内因与外因的关系来看，内因是决定性因素，因此正气内虚是本病的决定因素。五脏诸虚，都可引起疾病。今发病在心，正气内虚，必然是心阳心阴之虚为病的根本。从临证的角度来看，冠心病一般多有心阳不足或心阴不足的证候。心阳、心阴亏虚，引致气血失畅。在气与血这一对矛盾中，气往往是主导方面，所谓"气为血帅"。心气虚于内或七情所伤气滞于中，均能使血行不畅，气血运行失畅，可引致痰浊内阻或血瘀内闭，使心脉不通而引起一系列冠心病的症状。

心阳心阴内虚是本病的内因——为本，痰与瘀构成冠心病的继续发展——为标。痰与瘀在辨证上属实，故冠心病是标实本虚之证。

临证观察：一般的冠心病以心阳虚而兼痰浊者为多见。当疾病到了中后期，或心肌梗死的患者，则以心阳（阴）虚兼血瘀或兼痰与瘀者为多见。因此，对于本病的治疗，着重补气除痰。而除痰是一个通法，与补气药同用，通补兼施，有利于心阳的恢复。故对本病心阳虚型患者，常用温胆汤加人参来治疗。

当然，五脏是一个互相关联的整体，不能把心孤立起来。本病与肝、脾、肾都有密切的关系，如补心益气，往往离不开健脾，除痰必先理脾；血压高又往往与肝、肾阴阳失调有关，都宜根据先后缓急予以调理。总之，治疗本病时既要抓共性，又要抓个性，这是辨证论治不可忽略的原则。

二、辨证要点

本病按全国冠心病会议所拟定的诊断标准确诊后，中医辨证分型如下：

（1）心阳虚：胸闷，心痛，心悸，气短，面色苍白或黯滞少华，畏寒，肢冷，睡眠不宁，自汗，小便清长，大便稀薄，舌体胖嫩，舌苔白润，脉虚或缓滑或结代。甚则四肢厥冷，脉微细或脉微欲绝。

（2）心阴虚：心悸，心痛憋气，或夜间较显著，口干，耳鸣，眩晕，夜睡不宁，盗汗，夜尿多，腰酸腿软，舌质红，舌体嫩，舌苔薄白或无舌苔，脉细数而促，或细涩而结。

（3）阴阳两虚：既有心阴虚证又有心阳虚证者，属阴阳两虚。

（4）痰瘀闭阻：舌苔厚浊或腻，脉弦滑或兼结代者，为痰阻；舌有瘀斑或全舌紫红而润，舌苔少，脉涩或促或结或代，为瘀闭；若两者兼有则为痰瘀闭阻。痰瘀闭阻之证，可并见于上述三型，凡疼痛严重者，均应考虑到"痰"与"瘀"的问题。

在辨证分型中，舌诊与脉诊常居于相当重要的地位。

三、治法方药

关于治疗问题。《黄帝内经》说："背为阳，阳中之阳心也。"汉代继承这一论点，《金匮要略》论胸痹，认为阳气虚于上，痰湿等阴邪乘虚干扰而成病，治疗强调温阳除痰（湿）以恢复胸中阳气。其治胸痹诸方从栝楼薤白白酒汤到薏苡附子散，都是针对阳虚证候。选用温胆汤加党参正是依据了《金匮要略》的这一论点。从临证实践来看，只知阳虚而不知阴虚是不全面的。但心有阴阳两方面，心阳虚则是这对矛盾的主要方面，即使是心阴虚，亦往往加补气之药。故本病心阴虚证型常

155

用生脉散加味就是根据这个道理。这与肾有阴阳，而肾以阴为主，补肾阳，往往在补肾阴的基础之上是同一个道理。

至于治标与治本的问题，急则治标，缓则治本，先攻后补，先补后攻，攻补兼施，攻多补少，攻少补多，宜根据具体情况，具体分析，具体处理，切忌一攻到底或只识补虚而忽视疏导痰瘀。

对于各型冠心病常用的方药如下：

（1）心阳虚：一般用温胆汤加党参（竹茹10克、枳壳5克、橘红5克、法半夏10克、茯苓15克、党参15克、甘草5克）。此方对于期前收缩而舌苔白厚、脉结者，有较好的效果。若心阳虚而兼瘀者，用四君子汤加失笑散2~5克顿服。若阳虚而心动过缓者，用补中益气汤或黄芪桂枝五物汤加减。若阳气虚，四肢厥冷，脉微细或脉微欲绝者，选用独参汤、参附汤或四逆加人参汤（参用吉林参、高丽参与西洋参），选加除痰和祛瘀药。

（2）心阴虚：一般用生脉散（太子参18克、麦冬9克、五味子9克）为主方。心动过速者，加玉竹、柏子仁、丹参。期前收缩脉促者，加珍珠粉1.5克冲服。心阴虚兼痰者，加栝楼、薤白；兼瘀者，酌加毛冬青或三七末1.5克冲服。

（3）阴阳两虚：用温胆汤合生脉散或四君子汤合生脉散，或用炙甘草汤（炙甘草10克、党参15克、生地黄15克、阿胶6克、桂枝10克、麦冬9克、火麻仁10克、大枣4枚、生姜3片）加减。

（4）痰瘀闭阻：瘀证为主，一般用失笑散加冰片（蒲黄2份，五灵脂2份，冰片1份）1.5~3克，辨证其阴虚阳虚加减用药。痰证为主时，温胆汤分量加倍，按阳虚阴虚加减用药，阴虚者可去法半夏加天花粉、栝楼。若血脂高者，可在上述辨证治疗的基础上选加何首乌、决明子或山楂。何首乌益阴养血，适用于偏阴虚者；决明子能平肝，适用于兼高血压偏阳亢者；

山楂能活血消导，适用于兼痰瘀者。

上述论述仅限于药物治疗，是不够全面的。在一般情况下，应考虑采用综合治疗法，即鼓励患者树立乐观主义精神，坚持参加适当的体力劳动和体育锻炼，多食素等。所有这些都是治疗冠心病不可缺少的重要措施。

第四节

冠状动脉粥样硬化性心脏病辨证论治的认识与体会①

中医无冠心病病名，但古代医籍中却有类似病症的记载。

一、古说参证

（一）汉代以前

《素问·藏气法时论》："心病者，胸中痛，胁支满，胁下痛，膺背肩胛间痛，两臂内痛。"《灵枢·厥病》："真心痛，手足青至节，心痛甚，旦发夕死，夕发旦死。"《素问·痹论》："心痹者，脉不通。"这些描述与冠心病的症状无大出入，另外从汉以前的文献中可以看出，心痛与胃病早已有所鉴别。后因两者治疗有互通之处，不免混同起来。到了明代，又强调在辨证上划清范围，这是历史发展的过程。

---

① 邓铁涛：《冠心病辨证论治的认识与体会》，载《邓铁涛医集》，人民卫生出版社，1995，第6-9页。编者对本文部分内容做了删减。

（二）汉代以后

《金匮要略·胸痹心痛短气病脉证治》："师曰：夫脉当取太过不及，阳微阴弦，即胸痹而痛，所以然者，责其极虚也。今阳虚知在上焦，所以胸痹、心痛者，以其阴弦故也。""胸痹之病，喘息咳唾，胸背痛，短气，寸口脉沉而迟，关上小紧数，栝楼薤白白酒汤主之。""胸痹不得卧。"以上叙述与冠心病十分相似。此书还指出系因阳虚或痰涎水饮为病，治则以除痰通阳为主。张仲景此说一直为后世所沿用。目前临床证明，栝楼薤白白酒汤、桂枝生姜枳实汤等8方，均可用于冠心病的治疗。可见《金匮要略》对冠心病的认识已比汉以前跨进一步。

心律失常为冠心病的常见症状，古代则多将其列于心悸、怔忡、惊悸等证的范围。心悸的论治，最早见于张仲景的《伤寒论》。如《伤寒论·太阳病脉证并治》云："伤寒，脉结代，心动悸，炙甘草汤主之。"炙甘草汤是治疗心悸的祖方，其药物组成，后人概括为七分阳药，三分阴药，重点则放在心阳方面。清代叶天士、吴鞠通等把炙甘草汤中的人参、桂枝、生姜、大枣删去，加入白芍，或用生鳖甲汤煎药，一变而成纯养阴的方剂，补充了前人的不足。《金匮要略》有半夏麻黄丸治疗心下悸的记载。心下悸是否即心悸，各注家有争论，因心下是胃的位置。但《金匮要略·痰饮咳嗽病脉证并治》有"卒呕吐，心下痞，膈间有水。眩悸者，小半夏加茯苓汤主之"的记载，所言应属心悸，故后世总结《伤寒论》《金匮要略》治疗心悸辨证有二：一曰虚，二曰饮。唐宋学者多从之。

宋代《三因极一病证方论》将惊悸分为：①受惊在心胆经；②因事不从心致气郁涎聚，在心肺经；③因冒暑湿，塞闭诸经。此外，强调五饮停蓄使人惊悸。

明代《证治准绳》将悸证分为：①心气虚；②心血虚；③阴精不足；④相火妄动；⑤郁火；⑥水气凌心；⑦痰。论治包括养阴、清热、除痰、降火、安神等。至此，治疗已大为发展。《景岳全书》对怔忡惊悸，辨证虽有心肝肾之分，但强调阳统乎阴，心统乎肾。虽指出宜辨寒热痰火，但强调益气养阴，滋培根本。张景岳对任何病证都主张补肾，对心悸怔忡自不例外。

清代大致继承了前人的学术思想，但处方用药思路更为广阔，比较突出的是王清任。他指出治疗胸痛用木金散，若无效则须用血府逐瘀汤。王清任治疗胸痛提倡用活血祛瘀的治则，颇具有独创精神。

当然，前人所说的心悸、心痛、胸痹等，其内容并不一定全属冠心病。胸痹这一病名在唐宋还有所发展，与张仲景所论不全相同。可见中医一种证，可包括西医多种病；西医一种病，也可包括中医多种证。要发展中西医结合，首先应掌握前人的理论与经验，加以总结和提高，弄清哪些理法方药对何种病证有疗效。故没有继承，就谈不上发扬。

二、辨证论治

辨证首先要辨明病位。本病在《黄帝内经》中被称为"真心痛"，其病位在心已为千古之定论，其次要详审病机。邓铁涛认为本病是标实本虚之证。虚与实往往同时并存，但其间有先后主次缓急之分，因而患者会有不同的临床表现。本虚虽指全身之虚，但心虚是其突出矛盾。心虚必累及阴阳气血，因气属阳，血属阴，故可概括为阴阳。气血是阴阳派生的，因此轻则反映为气虚血虚，重则为阴虚阳虚。心主火，意味着其为人体能源之所主。心搏一停，其他系统也就随之停止。《黄帝内经》所谓阳中之阳心也，故全身阳气中最重要的是心阳。当然，命门亦十分重要，但从五脏角度而言，心应当占据重要的位置。实，主要是痰和血瘀。虚与实孰先孰后？应该说是先有虚。由于心阳心阴俱虚，才会引起气血失畅，气虚生痰，血滞成瘀。且冠心病的发病率以老年人为最高，老年之病多虚。至于血瘀如何形成？瘀是由于血流不畅所致。气与血，阴阳互根，所谓"气为血帅，血为气母"，故血瘀是由于气滞。血随气行，气行则血行，故气是主动的，血是被动的。当然，血瘀也可导致气滞；痰湿等引起血瘀，亦可反作用于气。但冠心病一般是由气滞引起血瘀的情况为多。个人认为气虚也可引起血瘀，因气虚则无力推动血液运行。现代血流动力学认为，血液的推动力对流速、流量的影响是一个重要因素，这与中医所说的气的作用很相似。联系到胆固醇在血管壁内膜下的沉积，似可相等于痰的病证，心脏血管的痉挛，可能与气滞有关。这些问题有待进一步研究。血管内的粥样硬化斑块进一步发展，便会影响血液的流通，产生中医所谓的"瘀"。从全国各地对心肌梗死的治疗分析，大部分方剂是以祛瘀为主。通常所见之心肌梗死，亦以瘀证为多。说明冠心病早、中期以痰证为常见，而中、后期则以瘀证为多。从广东省病例来看，心气虚（阳虚）兼痰浊者为多见。特别是早、中期患者，其后则兼痰瘀者为多。而心肌梗死患者则以瘀闭为主，亦有痰瘀相兼者。

冠心病的病因可归纳为劳逸不当，恣食膏粱厚味，或七情内伤。但这些因素，并非可使人人罹患此病，而是决定于正气之盛衰，"正气存内，邪不可干"，正气虚则上述因素才会起作用。正气内虚包括五脏之虚，但本病是因心阳亏虚，心阴受损，以致"心痹者，脉不通"，痰瘀痹阻心络而成冠心病。心与五脏的关系非常密切。如高血压心脏病，往往先有肝阳亢盛，再影响到心，而肝脏疾病又多先由肾阴虚衰，水不涵木所致，此外，与命门亦有关系。症见休克，阳气衰竭，脉微欲绝，这不仅是心阳衰，命门之火亦衰。心阳虚可用独参汤，甚则用参附汤，命门火衰则以四逆加人参汤为宜，心与肺的关系，肺为相傅之官，主治节，为心主血脉之助。脾为生痰之源，所以冠心病痰阻之证与脾的关系亦很密切。

（1）益气除痰以通心阳用温胆汤加党参或白术。《千金方》中的温胆汤原方中生姜剂量最重，后人多去而不用，加党参以补气。温胆汤加党参似对血管硬化有对抗作用。邓铁涛曾治一例脑血管硬化以致眩晕不能工作的患者，坚持用本方治疗1年多，结果患者能骑自行车上班。此方对心血管硬化亦有作用。中医中的心脑并提，温胆汤能治失眠可以为证。

（2）益气养心阴用生脉散。原方未注明用量。但考《脾胃论》各证中，凡用此方者，人参的用量都大于麦冬、五味子，所以本方虽为生脉养阴而设，但亦具有益气作用。

（3）祛瘀活血用豨莶草与三七，或丹参与失笑散。

（4）治血压高用决明子、代赭石、钩藤、牛膝等，气虚甚则重用黄芪。

（5）治血脂高用山楂、破布叶、决明子、何首乌，或选用其他除痰之药。

在正确辨证的基础上，治法宜灵活多变，如调和五脏即可治心，此五脏互为相使，隔一隔二之治法，为中医之优良传统。故辨证分型，只得其大纲，由于个体之差异及兼证之不同，临证时应仔细辨证论治。

三、体会

近20多年来，文献报道的冠心病的治法方药不少。根据标实本虚的原则，概括起来不外治标与治本，有以治标为主，有以治本为主，有标本结合，有以标本缓急论治，治疗有以通瘀为主，有以祛痰为主，治本有调补肾阴肾阳为主，有温阳益气、补心之阴阳、养阴清心、平肝熄风等不一。用方有栝楼薤白白酒汤加味、金匮肾气丸、血府逐瘀汤加味、六味地黄丸、炙甘草汤、人参汤、桂枝人参汤、六君子汤、平胃散、归脾汤、天王补心丹等。至于以活血、祛痰、补虚等为原则自拟的方剂更是层出不穷。

五脏中每一脏都有其特点，心有阴阳，但心主火，是阳中之阳，故阳气是其主要方面，所以《金匮要略》论胸痹，认为阳气虚于上，痰湿等阴邪乘虚干扰而成病，主张用栝楼薤白白酒汤、栝楼薤白半夏汤、枳实薤白桂枝汤、人参汤、茯苓杏仁甘草汤、橘枳姜汤、薏苡附子散，另加心中痞、诸逆心悬痛之桂枝生姜枳实汤共8方，对于冠心病都有其适应证。本病是标实本虚之证，治标可以恢复胸中之阳气，但不宜久服，故标本同治比较好。李东垣说："相火为元气之贼。""壮火食气。"所以桂枝、附子不宜长服。温胆汤以治标，党参益气以固本，必要时加入麦冬，这样的配方，便可以长服、多服，似优于张仲景诸方。邓铁涛于20世纪70年代才总结出根据上述4种分型的治疗方法，发表于《中华内科杂志》1977年第1期。1977年至今又经历了8年，在临床实践中再次证明益气、温心阳、除痰或益气、养心阴是治疗冠心病之有效方法，兼瘀者稍加三七末或丹参之属即可。至于舌脉瘀证甚者，以川芎、丹参、红花、桃仁之属治之，亦宜与补气或养阴之药同用。总之在治疗上邓铁涛比较重视益气除痰。

（1985年7月）

第五节

医案选介

一、胸痹（冠状动脉粥样硬化性心脏病心绞痛，陈旧性心肌梗死）

邵某，男，54岁，干部。

【主诉】因心前区间歇发作针刺样疼痛及压迫感4年余，于1976年1月21日入院。1971年7月至9月因陈旧性心肌梗死在某医院住院，出院月余后开始经常感到心前区间歇发作针刺样疼痛及压迫感，含服硝酸甘油片后能缓解，近年来因发作较频繁而入院。舌质暗红，舌苔黄、浊腻，脉缓。心电图显示该患者为窦性心动过缓兼心律不齐，陈旧性后壁心肌梗死。

【诊断】中医诊断为胸痹，痰瘀闭阻型。西医诊断为冠心病，心绞痛，陈旧性后壁心肌梗死。

【处方】党参15克，茯苓12克，法半夏9克，橘红4.5克，甘草4.5克，竹茹9克，枳实6克，破布叶15克，郁金9克，广藿香4.5克。

住院中期患者曾出现头痛，左手麻痹不适，用健脾补气法，以四君子汤加味治疗。

【处方】党参15克，白术12克，茯苓15克，甘草4.5克，丹参12克，葛根30克，山楂子30克。

后期又用温胆汤加味治疗直至出院。住院期间心绞痛发作症状明显减轻，无须含服硝酸甘油片。心电图复查显示该患者为窦性心律不齐，陈旧性后壁心肌梗死。患者精神、食欲均正常，于1976年4月26日出院。

出院后继续服用温胆汤加味制成的丸剂。治疗追踪3个月，无心绞痛发作，病情稳定。

二、胸痹（冠状动脉粥样硬化性心脏病心绞痛，高脂血症）

陈某，男，58岁，工程师。

【主诉】因心前区间歇发作压榨样疼痛4年，于1975年10月19日入院。18年前出现高血压。4年前开始，每于饱餐、劳累、情绪激动时突然出现心前区压榨样疼痛，舌下含服硝酸甘油片能迅速缓解。自发现高血压后胆固醇持续增高（288～400毫克/分升）。

【辅助检查】血压150/90毫米汞柱，心律规则，A2＞P2。胸透显示该患者主动脉屈曲延长，左心缘向左下延伸，略有扩大。心电图显示该患者运动前为正常心电图，双倍二级梯运动试验明显阳性。胆固醇为330毫克/分升。舌质淡、稍黯，舌体嫩，舌苔薄白，脉弦细。

【诊断】中医诊断为胸痹，阳虚兼痰浊闭阻。西医诊断为冠心病，心绞痛，高脂血症。

【治则治法】治法为补气健脾除痰兼予养肝。以四君子汤合温胆汤加减治疗。

【处方】党参15克，白术9克，茯苓12克，甘草4.5克，法半夏9克，竹茹9克，枳实4.5克，决明子30克，桑寄生30克，何首乌30克。

患者共住院80余天，仅发作1次心前区压榨样疼痛，服失笑散后缓解。出院前复查：心电图双倍二级梯运动试验阳性，胆固醇200毫克/分升。患者自觉症状明显改善，于1976年1月16日出院。出院后一直坚持门诊治疗，服温胆汤加味制成的丸剂，并坚持进行适当体育锻炼。追踪7个月，病情一直稳定。

三、昏迷（颅脑外伤）

叶某，男，30岁。

【主诉】于1998年4月6日酒后驾车，跌伤头部入院。双侧瞳仁不等大，CT检查显示为脑疝，广泛脑挫裂伤，脑水肿，左侧颞顶叶硬膜下出血，蛛网膜下腔出血，为重型颅脑损伤。西医常规治疗三天，无明显好转，遂请会诊。症见神志昏迷，牙关紧闭，肢体强痉，面赤身热，气粗口臭，尿黄赤，大便不行，舌质瘀黑，舌苔黄腻，脉右滑左涩。

【辨证】患者乃暴力损伤脑部，元神受伤，脑受震击，经脉损伤，血不循经，溢于脉外，而成颅内积瘀，内闭心窍，出现神昏、牙关紧闭诸症；舌苔黄、尿赤则为积瘀化热伤津之象，属血瘀内闭证。

【治则治法】治以祛瘀开窍，佐以清泻里热。

【处方】红花、赤芍、当归尾各6克，川牛膝15克，桃仁、牡丹皮、地龙、生大黄（后下）、芒硝（冲）、石菖蒲、川芎各10克，冬瓜仁30克。煎汁灌肠，每天1次，辅以安宫牛黄丸溶化涂舌。

次日患者大便得解，但仍发热。守上方治疗一周后热退，痛刺激见四肢回缩。

【二诊】两周后，刺痛可睁眼，未能言语，可进食果汁等流质饮食。

【处方】遂守上方去大黄、芒硝，加五指毛桃30克，黄芪20克，煎汁内服。

【三诊】一周后，可唤醒，但对答错误，躁动。

【处方】守二诊方加羚羊角30克、水蛭10克。再服一周，诸症消失，痊愈出院。

患者半年后随访，无明显后遗症。

四、头痛（脑挫伤）

欧阳某，女，59岁。

【主诉】于1998年8月15日因车祸致头部受伤入院。CT检查显示该患者为脑挫伤，蛛网膜下腔出血，左额顶硬膜下出血。症见头痛头晕，目眩，双目紧闭，恶心呕吐，颈项强痛，舌质黯，舌苔白腻，脉弦涩。外伤导致颅内积瘀，不能及时排散，血瘀而致气滞，阻碍气机升降，清阳不升，血瘀阻络，则头痛，颈项疼痛，舌质黯，脉细涩；气机不畅，津液输布失司，聚而成痰，痰瘀阻闭，则头晕目眩，双目紧闭，恶心呕吐。

【治则治法】属痰瘀内阻之证，治以豁痰祛瘀为法。

【处方】枳壳、橘红、法半夏、红花、甘草各6克，茺蔚子、茯苓各15克，竹茹、桃仁各10克，五指毛桃20克，豨莶草、地龙各12克。

每天一剂，水煎服。服药一周后，患者可起坐，目眩、恶心等症状缓解，尚有头痛、头晕，遂去茺蔚子、豨莶草，加黄芪40克，白芷、川芎各10克，再服一周，诸症缓解，病愈出院。数月后经MRI检查正常。

五、头痛（颈椎病）

郑某，女，72岁，退休工人。

【主诉】因"头痛头晕一个多月"于2002年6月8日入院。患者自5月4日起出现颈部疼痛伴后枕痛，前额、眉棱骨痛，有时出现双肩麻木，恶心呕吐伴异常出汗，面部发热，在当地卫生所予葡萄糖盐水静滴好转。但一天后又出现头痛，予参麦针静滴，症状未能缓解，遂于5月17日到广东省人民医院治疗，予血管扩张药物，颅脑MRI显示无异常；颈椎MRI显示颈椎退变，第4颈椎/第5颈椎、第5颈椎/第6颈椎椎间盘突出，相应水平黄韧带肥厚，椎管狭窄。患者住院20余天，因医疗关系转入一附院。在神经科、骨科治疗效果不明显，6月9日住入心脏中心。入院时血压146/84毫米汞柱，心肺检查无阳性体征，神经系统检查未引出病理反射。第4颈椎~第6颈椎压痛，颈部左转45度时眩晕加重，颈部拔伸眩晕减轻。舌质暗红，舌苔少，脉滑。

【诊断】中医诊断为头痛（肝肾阴虚，痰热内扰）。西医诊断为颈椎病，脑血管硬化症。予灯盏细辛针、脑脉2号等，中药汤剂予川芎茶调散加减，头痛无好转，于7月4日请余会诊。查体示患者头痛以前额、眉棱骨为甚，无恶心呕吐，面色淡白泛青，鼻准缺少光泽，唇四白暗青，口唇淡暗，舌苔薄、黄腻，脉弦无力。病位以阳明经为主，且兼有痰热，痰阻络脉，络中瘀滞，故而头痛，其脉无力，面色白，鼻准偏暗，皆是脾气不足之象。

【辨证】病机为气虚痰热瘀阻，本虚标实，而以标实为主。

【治则治法】拟方以清化痰热，通络止痛为法。

【处方】法半夏10克，茯苓15克，橘红6克，枳壳6克，竹茹10克，天麻6克，茺蔚子6克，蔓荆子10克，甘草6克，五指毛桃30克，白芷6克，蜈蚣2条。

上方服7剂后患者头晕明显减轻，头痛好转，时间减短，程度减轻。但每于晨起及中午头痛。

【二诊】7月11日。患者面色青好转，鼻准较有光泽，舌苔已净，舌质暗，脉弦无力。此为痰祛而瘀存之象。

【治则治法】治法转为化瘀通络为主，予血府逐瘀汤加减。

【处方】柴胡10克，枳壳10克，赤芍15克，生地黄12克，熟地黄12克，川芎10克，桃仁10克，红花6克，牛膝15克，当归10克，车前子10克，甘草5克，五指毛桃30克。

上方服7剂后患者头痛明显好转，有3天已经完全不痛，后因家事生气，又出现头痛，但程度已不重。

【三诊】7月18日。患者诉口干，面色仍较暗，舌质暗，舌苔少，脉弦象转为柔和。

【处方】上方去车前子，加石斛15克。

患者坚持服用上方，至8月1日头痛治愈出院。近三月之顽固头痛得以蠲除。

第五章

邓铁涛寒温统一论治思想与应用

第一节

外感发热病统一辨证刍议[①]

　　长期以来，外感发热病的辨证，有伤寒与温病两派之分，在温病派中又有"卫气营血辨证"与"三焦辨证"之分。近日，中医基本理论教材又增加了"六淫辨证"的内容，致使学生读后，见证茫然，虽毕业后能应付治病，但在理论上终未彻底解决。怎样使分歧的辨证变得紧密周详，取长补短，使之统一，把前人的学说提高一步，似属我辈责无旁贷了。

　　伤寒、温病两派的争论已历经数百年，1949年后争论渐息。多数学者同意邓铁涛在1955年《中医杂志》上发表的《温病学说的发生与成长》一文的论点，即伤寒与温病学说都是宝贵的遗产，温病学派是伤寒学派的继承者与发扬者。这一说法已在大量的临床实践中进一步得到了证明。

　　既然伤寒派与温病派有一脉相承的关系，其所研究的对象又同是外感发热性疾病，因此，在广州、上海、浙江、江西等地都有人主张把伤寒与温病统一起来，这在时机上也比较成熟了。为了说明这一论点，试简述如下。

---

①　邓铁涛：《外感发热病辨证刍议》，载《学说探讨与临证》，广东科技出版社，1981，第61—66页。

一、从历史发展的过程看统一

《伤寒论》是我国第一部治疗外感病的专著。它可能是根据《黄帝内经》中的"今夫热患者皆伤寒之类也"及《黄帝八十一难经》中的"伤寒有五之说"而把这本杰作定名为《伤寒论》的。它是统治外感的专书，在张仲景心中是很明确的。当然，由于那时疾病的特点不同以及医学上的局限性，所以到了宋元时代，医家慢慢感到光靠《伤寒论》已不够用。所以有王安道的《伤寒立法考》之作，为冲破张仲景的樊篱迈出了一步，加上刘河间主火、朱丹溪养阴等学说，为温病学说打下了基础。从明代到清代，温病学派乃独树一帜，与伤寒学派并立。温病学派既要自成体系，又不能没有异于伤寒派的理论依据，故发展到从病因、病机到辨证都与伤寒不同，正如叶天士说："温邪上受，首先犯肺，逆传心包。肺主气属卫，心主血属营。辨营卫气血，虽与伤寒同，若论治法则与伤寒大异也。"（实则辨卫气营血亦与伤寒大异）外感病从六经辨证到卫气营血辨证是一分二的过程，由合到分是一个发展，这是主流。自清代至民国，有些著作如《伤寒指掌》《通俗伤寒论》之类，书中吸收温病的法与方而名之以伤寒，这是分而又合的一个支流。今天把伤寒与温病学说经过研究，使之统一起来，名之为"外感病学"，作为第一点，可先把其"辨证统一"起来。这种由分到合，也应该是一个发展。

二、从病因看统一

汉晋以前论外感病因：①冬时触冒风寒；②感寒即病为伤寒，不即病至春发为温病；③冬不藏精至春得病为温病；④非其时而有其气的为时行病。归纳起来，无非是环境与气候的变化和人体不能相适应而发生疾病，认为外邪自皮肤而入。

明代则认为外感疾病的原因是戾气（疠气）、杂气，由肉眼看不见的致病物质乘正气之虚从口鼻而入。

清代吴鞠通的病因说：①外界环境气候的变化，即既承认气候的变化，亦强调灾荒兵火的影响；②人体有弱点，给外邪以可乘之机，把冬伤于寒与冬不藏精结合起来看，并以一切能耗损人体精力的为"不藏精"，不专指房劳说；③致病物质（戾气）的伤害。这三点共为发病的三大关键，而其中第二点尤为关键。

今天来看外感发热病，若只承认生物因素，而不承认气候、环境等因素是不行的，若不注意人体"正气内存"这一决定性的因素，那就更不全面了。吴氏之论在今天来看，也是比较进步的。这一理论，外感六淫均可通用。这是"辨证统一"的基础。

三、从病机看统一

一方面，伤寒分六经，从三阳至三阴是一个由表及里的过程，而温病的卫气营血与三焦辨证也是一个由表及里的过程。

另一方面，刘河间首倡六气化火之说。伤寒的阳明证与温病的气分证、中焦证，从理论到立法、处方，都有共通之处，只不过温病学派补充了很多内容。

温与寒之为病，并不是一成不变的，刘河间六气皆从火化之论，已为后世医家所接受，并推而广之；从大量文献和临床实践来看，温病也有寒化之证，《温病条辨》中焦篇和下焦篇都有寒湿证治，就是明证。只是寒化者比之火化者较少罢了。可见伤寒与温病的病机基本上是一致的。

四、从辨证看统一

伤寒六经辨证对寒邪发病的辨证比较详细，而对外感病常见证如热入营血、邪陷心包、热盛动风、伤阴、动血等未有详辨。六经辨证为中医辨证论治奠定了基础，其功甚伟。但不可否认，它还未能全面地掌握外感病的发病规律，这是事实。1949年以来，对传染病的辨证，多采用叶天士创立的卫气营血辨证之法，临床实践证明有效。但叶天士的卫气营血辨证，只有大纲，未有条目，没有做系统的论述，故仍有不完备之处。吴鞠通根据叶天士的"河间温热须究三焦"而创立了三焦辨证之法。三焦辨证的优点是把病邪的不同（九种温病）与其侵犯的脏腑（上焦心肺、中焦脾胃、下焦肝肾）结合起来共同辨证，有纲有目，较之叶天士卫气营血辨证更为详细，但在临床运用上却不及卫气营血辨证更好掌握。且1949年后的教材对卫气营血辨证已做了较详细的修改补充，已比叶天士之论更为完备。

从上述可知三种辨证，各有优点，温病辨证是在伤寒辨证的基础上发展的，后者补充了前者的不足。将三者综合起来，拟定统一的辨证纲领，是完全可行的。

五、从实践看统一

1949年至今已30年，中西医结合进行传染病的治疗研究取得了很多成绩，如乙脑、麻疹、流脑、钩端螺旋体病等，发表的文献甚多，其中大多是以温病学说指导临床而取得成果的。1979年5月，重庆市中医研究所对2 391例内科热病患者的治疗进行了总结，写成《卫气营血在内科热病的辨证论治规律探讨》一文。其中绝大多数是用卫气营血辨证论治的。但亦有采用六经辨证和脏腑辨证的（表5-1-1）。

表 5-1-1　辨证治疗分类

辨证	卫气营血辨证	六经辨证	脏腑辨证
例数	1896	170	325
占比 /%	79.29	7.11	13.6

治疗结果：共2 391例，治愈1 560例，有效515例，总有效率为86.78%；无效316例（13.22%），其中死亡200例。不同的辨证治疗结果如表5-1-2所示。

表 5-1-2　辨证治疗结果

治疗结果	卫气营血辨证	六经辨证（三阳证）	脏腑辨证
治愈	1423 例	114 例	23 例
有效	336 例	54 例	125 例
有效率	92.77%	98.82%	45.54%
无效	137 例	2 例	177 例
无效率	7.23%	1.18%	54.46%
死亡	86 例	—	114 例
总数	1896 例	170 例	325 例

　　他们认为上述三组治愈率之所以有显著的差异，可能是因为："其原因可能是脏腑辨证多数系其他慢性病后继发感染者，故无效（死亡）病例也较多。"

　　他们还认为根据"病毒感染""细菌感染""继发感染"的感染病原不同而见证有异。病毒之为病，以卫分最多，气分其次，营分最少；细菌之为病，以气分最多，卫分次之；继发感染之病，以脏腑辨证之杂病为首，气分次之，卫分更次。无论何种感染，除多见卫气营血辨证外，当有7.11%的病例表现为伤寒之三阳证，而三阳证中，又以少阳证为多见。

该研究成果有力地证明了外感热病适用温病之卫气营血辨证者占绝大多数。且该文中属于传染病者仅8个病种，365例，占数甚少。若按其他传染病统计来看，以温病辨证为主者则应在90%以上。如陕西省中医研究所总结治疗钩端螺旋体病657例，他们是按温病的湿温、暑温、伏暑、温燥、温黄、温毒、暑痉等证辨证论治的。1966年以前治疗乙脑、流脑等亦如此，这里就不一一引证了。因此，从实践的经验来看，卫气营血辨证对外感发热性疾病的辨证论治是比较适合的，但仍不够全面，故须统一。

六、外感发热病辨证提纲

基于上述看法，邓铁涛与几位同志于1972年曾试拟一辨证提纲，以图统一三种辨证方法，兹加修改如图5-1-1所示。现把问题再次提出，以就正于同志。

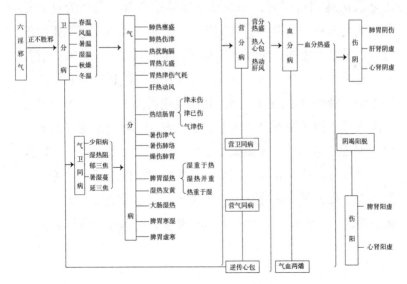

图5-1-1　外感发热病辨证提纲

第二节

论中医诊治严重急性呼吸综合征①

中国中央电视台的开播格言——"传承文明，开拓创新"可以看成是中华民族复兴的导言，中医振兴的指针。千万不能丢掉中医的精华，空想创新。当然世界各国文明也在传承之内，但世界人民都希望把中华优秀文化传给世界。

一、战胜严重急性呼吸综合征的武器库

非典是全新的疾病，为20世纪以前所未见。无论是中医还是西医遇到新问题，中医都不能袖手旁观。我认为对病毒性疾病的攻克，中医自有其优势。从历史上可以上溯至张仲景时代，其宗族素多，十年不到却死亡了三分之二，伤寒十居其七，这个"七"就包括流行性病毒性疾病。故1956年石家庄流行乙脑，师仲景法用白虎汤，其疗效超世界水平，并不会因为中医无微生物学说而束手无策。20世纪50年代北京流行乙脑，白虎汤效果不明显，蒲辅周用温病之法，疗效又达90%。1958年广州流行乙脑，我曾参加救治，为暑热伏湿之证，凡舌苔转厚者必不死，暑湿得外达故也。统计中医之疗效亦达90%，且无后遗症。20世纪60年代广东流行麻疹，番禺等地麻疹肺炎死

---

① 邓铁涛：《论中医诊治非典》，《中国中医药报》2003年第5版。

婴不少，学校医疗队所到之乡村，用透疹清热之法，死亡病例便被遏止。广州于20世纪60年代亦曾流行流感，用吴又可方——达原饮，又收到良好的效果。

"七五"国家重点科研攻关项目——流行性出血热之研究亦显示了中医在治疗急性热性传染病中的成果：南京周仲瑛研究组治疗1 127例流行性出血热，中医药组治疗812例，病死率为1.11%；西医药对照组治疗315例，病死率为5.08%（$P<0.01$），中医药组治疗结果明显优于对照组。江西万友生研究组治疗413例，中医药组治疗273例，病死率为3.7%；西医药对照组治疗140例，病死率为10.7%（$P<0.01$），中医药组疗效明显优于对照组。由于时、地、人等有关条件不同，周仲瑛、万友生的辨证论治完全不同，周仲瑛治疗以清气凉营为主，万友生则以治湿毒法为主。此病西医同辨为病毒性疾病，按西医理论，病原相同，治法必同；但中医治疗如果两者对换，则很难取得良好的效果。所以病原体只能作为中医辨证论治的根据之一，诊治的关键在于辨证论治。

这些事例说明中医辨证论治不把着力点放在对病原体的认识上，而是放在病原体进入人体后，邪气与正气斗争所表现的证候上，这些辨证论治的理论及方法历传两千多年，的确是战胜非典的武器库。

二、战胜严重急性呼吸综合征的理论依据与特色

世人多不理解为什么中医没有细菌学说，却能治疗传染病，对病毒性传染病的治疗效果甚至处于世界领先地位。因为中医走的是另一条道路。

中医虽无细菌学说，但细菌早已被概括于"邪气"之中。吴又可的戾气（疠气）杂气学说，已非常接近对微生物的认

识，可惜明代无光学上的成就，导致未能进一步发展耳！但温病的病原说发展到吴瑭时期，却使中医理论从另一角度认识发热性传染性及流行性疾病，提出独特的温病病因理论。这一理论，于今天看来科学性极高，足以破解中医虽无细菌学说，却仍然能治疗急性传染病之道理所在。

吴瑭《温病条辨·原病》篇专门论述温病的病因、病机、证候、诊断、治疗与预防等方面的问题。其中关于病因理论的论述共三条。吴瑭曰："叙气运，原温病之始也。每岁之温有早暮微盛不等，司天在泉，主气客气相加临而言也。"吴瑭继承传统之理论，承认气运的变化是温病发生的原因之一。他承认吴又可疠气之病因，但温病不能都由疠气所致。他最后补充流行病发生的微与甚，还与凶荒兵火有密切的关系。即是说他承认大自然的变化规律与发病有密切的关系，大自然的变化既作用于人体，又影响致病物质的生长与广泛为害，还创造性地提出地理气候及社会因素与发病有密切的关系。

《温病条辨·原病》篇曰："《素问·阴阳应象大论》曰：喜怒不节，寒暑过度，生乃不固。故重阴必阳，重阳必阴。故曰：冬伤于寒，春必病温。"吴瑭注曰："上节统言司天之病，此下专言人受病之故。"吴瑭认为伏气为病，如春温、冬咳、温疟，《黄帝内经》已明言之矣。亦有不因伏气，乃司天时令现行之气，如《素问·六元正纪大论》所云是也。此二者，皆理数之常者也。更有非其时而有其气，如又可所云戾气，间亦有之，乃其变也。温病之形成有内因与外因两大因素。"喜怒不节，寒暑过度"而致"生乃不固"，说明正气内存的重要性。"冬伤于寒，春必病温"说明"重阴必阳，重阳必阴"。冬天属阴，寒亦属阴，两阴相重，与正气相持（伏气）不下即发病，至春天乃发，便成温病。总之这些都用以说明邪正相争的观点。吴瑭承认吴又可提出的戾气这一致病物质的存在，承认戾气与司天时令现行之气同为致病物质，而区分引发疾病之轻与重，一般与特殊的发热性流行性疾病。

《温病条辨·原病》篇曰："《素问·金匮真言论》曰：夫精者身之本也，故藏于精者，春不病温。"吴瑭注："《易》曰：履霜坚冰至，圣人恒示戒于早，必谨于微。记曰：凡事预则立。经曰：上工不治已病治未病，圣人不治已乱治未乱。此一节当与月令参看，与上条冬伤于寒互看，盖谓冬伤寒则春病温，惟藏精者足以避之……不藏精三字须活看，不专指房劳说，一切人事之能动摇其精者皆是。即冬日天气应寒而阳不潜藏，如春日之发泄，甚至桃李反花之类亦是。"这一条强调"内因"在发病上的重要性。其冬不藏精须活看之说，是吴瑭的创见，吴瑭把冬伤于寒与冬不藏精互看，统归之为内在致病因子，并处于重要之地位。吴瑭之论符合唯物辩证法的内因与外因的辩证关系，即内因是物质变化的关键，外因是物质变化的条件。

总括言之，吴瑭之病原说为：①岁气、年时（气候与环境因素）；②藏精、冬伤于寒（人体内在因素）；③戾气、时行之气（致病物质）。

即：①气候环境导致致病物质活跃；②发病的变化导致正气不足以拒邪。

这样的病原说比只重视病原体的现代医学理论似略胜一筹。当然吴瑭对于微生物的认识与现代微生物学相比，就有天壤之别了。如果今天用微生物学的知识取代比较含糊的戾气与时行之气，那就是比较完满的传染性流行病的病因学说了。

治疗不应只知与病毒对抗，而应既注意祛邪，更注意调护患者的正气，并使邪有出路。正如叶天士所说："或透风于热外，或渗湿于热下，不与热相搏，势必孤矣。"

中医注意祛邪或透邪，而不是杀病毒。所谓祛邪，叶天士认为可以汗解，也可以从小便去，而张仲景早就有三承气汤之法以祛邪，吴鞠通又将三承气汤扩而广之，还有杨栗山升降散之法，可谓丰富多彩。西医知道发汗可以退热，如今不少青年中医也学习了西医用退热针退热，而不知应该以微汗出祛邪，大汗淋漓病必不除。大汗能一时退热，过后又热。西医还有一个理论就是高热会损脑，故一遇高热便用冰敷，殊不知一冰敷便使邪气内伏，邪无出路，病必缠绵或有后遗症，特别是乙脑之类属暑热之证。前人说："暑当予汗出勿止。"故中暑证冰敷者多死也。

青年中医学习了不少西医理论，这应是好事，但其欠缺独立思考，更因中医教育把四大经典作为选修课，便放弃了中医的辨证思维，以西医理论为指导，对非典之发热患者，不敢不用抗生素，还认为可以对抗继发感染之类并发症，而现在的抗生素既强力杀菌又强力抑制患者的正气，使人体菌落失常。而中医若辨证准确，因势利导，增强正气后邪可拒。故非典不宜随便使用抗生素，白细胞偏低便是正气不足的表现之一。中医有扶正祛邪之法，应注意善用之。故非典后期往往可用人参以培其根本也。张仲景的白虎加人参汤早已启示众人。

三、严重急性呼吸综合征的中医治疗方案

根据广东省中医院收治本病患者112例的临床观察和初步总结，认为该病属于中医春瘟湿热疫病的范畴，病机以湿热蕴毒，阻遏中上二焦，并易耗气兼瘀，甚则以内闭喘脱为特点。邓铁涛认为可以将其定名为春瘟病伏湿之证。笔者同意广东省中医院所订之辨证论治方案。

（一）早期

本期多在发病后1～5天，病机以湿热遏阻，卫气同病为特点；治疗上强调宣透清化。常见证型有湿热遏阻肺卫、表寒里热挟湿两型。

1. 湿热遏阻肺卫证

症见发热，微恶寒，身重疼痛，乏力，口干，饮水不多，或伴有胸闷脘痞，无汗或汗出不畅，或见呕恶纳呆，大便溏泻，舌质淡红，舌苔薄白腻，脉浮略数。

治则：宣化湿热，透邪外达。

方药：三仁汤合升降散加减。

处方：杏仁12克，滑石15克，通草6克，白蔻5克（打碎、后煎），竹叶10克，厚朴6克，生薏苡仁20克，法半夏10克，白僵蚕6克，片姜黄9克，蝉衣6克，苍术6克，青蒿10克（后下），黄芩10克。

加减：湿重热不明显者，亦可选用藿朴夏苓汤加减化裁。

2. 表寒里热挟湿证

症见发热明显、恶寒，甚则寒战壮热，伴有头痛，关节痛，咽干或咽痛，口干饮水不多，干咳少痰，舌质偏红，舌苔薄黄微腻，脉浮数。

治则：辛凉解表，宣肺化湿。

方药：麻杏石甘汤合升降散加减。

处方：炙麻黄6克，生石膏30克（先煎），炒杏仁10克，炙甘草6克，白僵蚕10克，片姜黄9克，蝉衣6克，薄荷6克（后下），连翘15克，金银花15克，黄芩10克，芦根15克，薏苡仁20克。

（二）中期

本期多在发病后3～10天，病机以湿热蕴毒、邪伏膜原、邪阻少阳为特点；治疗上强调清化湿热、宣畅气机。

1. 湿热蕴毒

症见发热，午后尤甚，汗出不畅，胸闷脘痞，口干饮水不多，干咳或呛咳，或伴有咽痛，口苦或口中黏腻，舌苔黄腻，脉滑数。

治则：清热化湿解毒。

方药：甘露消毒丹加减。

处方：生石膏30克（先煎），炒杏仁10克，茵陈15克，虎杖15克，白蔻6克（后煎），滑石20克，法半夏10克，僵蚕10克，蝉衣6克，苍术6克，姜黄10克，石菖蒲10克，柴胡12克，黄芩10克。

2. 邪伏膜原

症见发热、恶寒，或有寒热往来，伴有身痛、呕逆，口干苦，纳差，或伴呛咳、气促，舌苔白浊腻或如积粉，脉弦滑数。

治则：透达膜原湿浊。

方药：达原饮加减。

处方：厚朴6~9克，知母10克，草果1~3克（后下），黄芩12克，柴胡15克，法半夏10克，杏仁10克，生薏苡仁30克，滑石20克。

3. 邪阻少阳

症见发热，呛咳，痰黏不出，汗出，胸闷，心烦，口干口苦不欲饮，呕恶，纳呆便溏，疲乏倦怠，舌苔白微黄或黄腻，脉滑数。

治则：清泄少阳，分消湿热。

方药：蒿芩清胆汤加减。

处方：青蒿10克（后下），竹茹10克，法半夏10克，赤茯苓15克，黄芩10克，炒杏仁10克，陈皮6克，薏苡仁30克，滑石20克，青黛6克（包煎），苍术6克，郁金10克。

（三）极期（高峰期）

本期多在发病后7～14天，临床突出表现为气促喘憋明显，或伴有发绀，病机以湿热毒盛、耗气伤阴，瘀血内阻为主要特点，少数可表现为邪入营血，气竭喘脱；治疗应在祛邪的同时重视扶正，可选用白虎加人参汤、清营汤、犀角汤等加用活血化瘀之品，并静脉使用参附针、参麦针、丹参针等。

1. **热入营分，耗气伤阴**

症见身热夜甚，喘促烦躁，甚则不能活动，呛咳或有咯血，口干，气短乏力，汗出，舌质红绛，舌苔薄，脉细数。

治则：清营解毒，益气养阴。

方药：清营汤合生脉散加减。

处方：水牛角30克，生地黄15克，元参15克，金银花15克，西洋参5克（另炖服），麦冬10克，山茱萸15克。

并可静脉注射参麦针以益气养阴。

2. **邪盛正虚，内闭外脱**

症见发热不明显，喘促明显，倦卧于床，不能活动，不能言语，脉细浅数，无力，面色发绀；或汗出如雨，四肢厥逆，脉微欲绝。

治则：益气固脱，或兼以辛凉开窍。

处方：大剂量静脉注射参麦针或参附针，并用参附汤或生脉散（汤）送服安宫牛黄丸或紫雪丹。

（四）恢复期

本期多在发病10～14天以后，病机以正虚邪恋，易挟湿挟瘀为主要特点；主要证候有气阴两伤、气虚挟湿挟瘀两型；治疗强调扶正透邪，并重视化湿活血。

1. **气阴两伤证**

症见热退，心烦，口干，汗出，乏力，气短，纳差，舌质淡红，舌体嫩，舌苔少或舌苔薄、少津，脉细或细略数。

治则：益气养阴。

方药：参麦散或沙参麦冬汤加减化裁。

处方：太子参15克，沙参10克，麦冬10克，白扁豆12克，炙甘草3克，山药10克，玉竹10克，法半夏6克，芦根15克。

2. 气虚挟湿挟瘀证

症见气短、疲乏，活动后略有气促，纳差，舌质淡、略黯，舌苔薄腻，脉细。

治则：益气化湿，活血通络。

方药：根据虚实不同可分别选用李东垣清暑益气汤、参苓白术散或血府逐瘀汤等加减化裁。

处方：太子参15~30克，生白术15克，茯苓15克，白扁豆10克，生薏苡仁30克，佩兰10克，郁金10克，法半夏10克，桃仁10克，丹参12克，当归10克，赤芍12克，忍冬藤30克。

（2003年4月20日）

第三节

论中医诊治传染病①

传染病的发生是气候环境因素、人体内在因素和戾气、时行之气共同作用的结果。中医诊治传染病积累了相当丰富的经

---

① 邓铁涛：《论中医诊治传染病》，《河南中医》2006年第26卷第1期1-3页。

验，现分述于此。

一、历史回顾

1918年欧洲流行性感冒，西班牙有800万人被夺去生命，后向欧洲扩散，死亡人数超过2 000万。这是一场十分可怕的瘟疫，西医学对此束手无策。1347—1350年欧洲有2 000万人死于鼠疫。16世纪末欧洲再次暴发鼠疫，至少有2 500万人死亡。

我国原始社会在甲骨文中即有逐疫的记载。我国最早的典籍《山海经》中便有"疫""疠"病的记载。魏国曹植在《说疫气》一文中说："建安二十二年，疠气流行，家家有僵尸之痛，室室有号泣之哀；或阖门而殪，或覆族而丧！"说明当时疫症流行的严重性。东汉张仲景（公元150—219年）在《伤寒论·序》中说："余宗族素多，向逾二百，建安纪年以来，犹未十稔，其死亡者三分有二，伤寒十居其七。"从张仲景的序言看，灾情也是严重的。历经两千多年，传染病在中华大地流行数次，但其死亡人数达1 000万以上者未之有也。原因何在？是有伟大的中医药学在历次瘟疫流行中发挥保卫作用之故也。

二、中医如何认识传染病

中医没有微生物学说，反而在病毒性传染病的防治上超过现代的西医，似乎不可理解。

疾病有内因、外因和不内外因，这是中医的三因学说。外感六淫之邪为外所因；内伤七情为内所因；饮食饥饱、疲极筋力、虫兽金刃等为不内外因。这是宋代陈言《三因极一病证方论》中对疾病所做的分类。传染病属于外所因的外感病类。

风、寒、暑、湿、燥、火之感染为外感病的病因，统称外邪。张仲景时代强调"寒"邪，故其巨著名《伤寒论》。金元时期刘河间创立"六气皆从火化"的新说，这是"温病学说"的启蒙时代。

明代吴又可所著《瘟疫论》对急性传染病的病因提出"戾气（疠气）"说，最后认为这些"戾气（疠气）"有多种多样，因而又提出"杂气"说。此书著于1642年，吴又可的"杂气"说已摸到"细菌"的边缘了，但可惜当时中国没有光学的发明，因而失之交臂！但吴又可创立的"达原散""三消饮"等方为制止疫疠之流行起到卓越的作用。在2003年也有用"达原散"治疗非典的病例。

如果从传染病学的病因病机来看，在1798年吴瑭"原病篇"已比较完整地提出中医对传染病发病机理的认识（图5-3-1）。吴又可论"原病"共3条，总括言之：①岁气、年时（气候与环境因素）；②藏精、冬伤于寒（人体内在因素）；③戾气、时行之气（致病物质）。

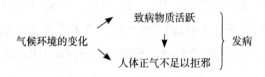

图5-3-1　传染病发病中医机理

各种各样的致病物质，在大自然环境中早就存在，但要到一定的自然气候和社会环境中，适合其生存发展才能横行为害。另一方面，同样的自然气候和社会环境也不利于人的生存。但最后决定发病的关键是"不藏精"，所谓"不藏精"不专指房劳说，一切人事之能动摇其精者皆是。就是说"正气内存、邪不可干"，这是中医理论可贵之所在。

中医学对大自然气候环境的变化方面还有一门"运气学说"。近两百年来受到批判的"五运六气"学说，经过2003

年的非典之战，已再次为中医学界所注意和重视。2003年为癸未年，是太阴湿土司天，太阳寒水在泉之年。我不懂"运气学说"，曾根据粗浅的见解答记者提问，预测2003年6月以后广东疫情将退，认为非典乃湿邪之疫，6月阳气升发湿当去则疫亦止。

三、中医对传染病及感染性疾病的诊断模式

中医把疾病看成是变动的而不是静止的，从病情千变万化之中掌握其规律，并提升为诊断模式。

张仲景——寒邪自皮肤而入，循六经传变，按六经辨证。

叶天士——温病自口鼻而入，按卫、气、营、血辨证。

吴瑭——分上焦、中焦、下焦，按三焦辨证。

王孟英——赞成卫、气、营、血辨证之外，又分外感温病与伏气温病两大类。

从上述可见中医对外感病的几种诊断模式至今仍未统一。上述几种模式应看成是辨证的发展，应互相补充而不是互相排斥。模式之统一，责任在21世纪的中医。

总之，中医对传染病的诊断是抓住致病物质"邪"（包括多种细菌与病毒），以它进入人体之后，引发患者的各种反应和特点而作为辨证依据的：①把邪分为风、寒、暑、湿、燥、火与疫疠之气；②邪进入之门户为皮肤与口鼻；③邪的发展横向为六经，纵向为三焦，纵横向为卫、气、营、血（王孟英更强调邪气自内伏而外发的补充）；④根据中国的时间医学理论，掌握四季流行病的规律分为风温、春温、湿温、暑温、秋燥、冬温等，这便间接掌握了各种不同传染病流行季节的规律。

几千年来，中医学者基于以上的诊断模式建立了中医对传染性、流行性、感染性疾病的诊断理论。

四、战胜传染病的理论与经验

西医以微生物为靶子，千方百计地寻找杀灭病菌、病毒的药物，或研制预防疫苗。自抗生素发明50多年来，对细菌性疾病的治疗取得显著的成绩，但由于抗生素的毒副作用越来越强，尤其是病菌抗药性的出现比新型抗生素的研制更快，不少有识之士十分担心将来会出现无药可治的细菌性疾病。

若论病毒性疾病，如乙脑、登革热、流行性出血热，近半个世纪以来一再证明，中医治疗的效果远胜于西医。新瘟疫非典之战的优势则是有目共睹的。疫苗之研制则是西医的优势，但中医药防治亦有优势。

中医对传染病治疗的优势，不仅是有多少张验方，更关键的是有正确的理论指导。

（一）掌握"正"与"邪"的矛盾

中医重视"邪气"对人体的伤害，但更重视"正足以胜邪"的掌握，在治疗过程中处处注意维护人身的"正气"，故有"留人治病"之原则。

"祛邪"是治病之常法，其宗旨不单在于杀灭病邪，而重在使"邪气"不得安生而被逐出体外。给"邪"以出路比"邪""正"两伤更为高明。温病学家叶天士说："或透风于热外，或渗湿于热下，不与热相搏，势必孤矣。"这几句话看似平淡，但实际可以看作是治疗传染病的战略思想。引而申之，汗、吐、下、和、温、清、消、补"八法"，辨证准确，用药得当，都能达到"祛邪"之目的。

如果按照西医之模式，所有有效中药方剂通过细菌培养，抑菌试验，大都属于无效的结果，有些药方甚至可以成为细菌的培养基。比如张仲景的白虎汤与白虎加人参汤，有人用于动物实验，结果显示全无退热作用。但1955年石家庄中医郭可明就是用这两方加减治疗乙脑20例，疗效达90％（世界医学统计病死率为30％~50％）。20世纪70年代中央一首长高热，用尽西医方法无法退热，后请岳美中先生会诊，用白虎汤3剂而愈。

（二）中医攻克传染病有个"武器库"

中药与方剂，是中医药宝库的重要组成部分。自神农氏尝百草而创医药。第一本中药学是《神农本草经》。唐代出现世界第一部官颁药典——《新修本草》。但用药治病自伊尹做汤液之后，便知道多种药物组合成方，能够产生更好的疗效。古代医学分为"医经""经方""神仙""房中"四大流派。医经、经方成为后世中医学的主流。现在驰名世界的"鸡尾酒"疗法，从方剂学的角度看，只是中医伊尹时代之水平。中医制方是在中医药理论指导之下根据药性的寒热温凉、升降浮沉、药物归经，按君、臣、佐、使以处方用药。因此，"医方"已成为中医治病最为重要的手段，成为中医伟大宝库的重要组成部分。宋代淳化年间的《太平圣惠方》选验方16 834首，至明代朱橚的《普济方》载方61 739首。

辨证论治是中医理论之精华，但历代名方验方则是中医战胜传染病的武器库。例如使刘海若苏醒过来的"安宫牛黄丸"是清代吴瑭《温病条辨》的名方。与"安宫牛黄丸"齐名的"至宝丹"出自宋代《太平惠民和剂局方》，"紫雪丹"见于宋代许叔微的《普济本事方》。以上3种药合称"三宝"，是中医治疗高热神昏谵语的3张王牌。西医每逢高热，便用冰敷以降温，认为可以保护脑细胞。但冰敷往往使邪气内伏，从而产生后遗症。"三宝"既能退热，又能保护脑细胞。如果今天拿"三宝"去申请药审，一定不能通过，因为有重金属成分朱砂1~3两。这说明中药方剂是不能以西药理论为准绳的。从清代到现代用"安宫牛黄丸"者可谓不计其数，从未听闻有什么副作用。当然辨证错误应用于寒证的患者便要命了，这是用错药而不是药之错。

五、展望

（一）扫除歧视中医之障碍

歧视中医之障碍：①中医没有细菌学说，不能参与传染病的防治。②以统计学为准绳抹杀中医之疗效。例如1956年蒲辅周成功治疗乙脑患者167例，卫生部却以其使用了98组中药处方而认为不具有统计学意义，因此不承认其疗效。③中医药不能重复，怀疑中医药的科学性。不懂中医的辨证论治，只照西医的辨病，如何重复？

（二）培养"铁杆中医"为当务之急

由于社会上重西轻中已成风气，中医教育之偏差按西医学的观点认为《伤寒论》与《温病学》为几百年乃至一千年前的著作，在20世纪已落后了，乃将这两门经典课降低为选修课。致使后之学者，只知细菌、病毒之感染与抗生素之应用，而把中医治疗传染病的精粹丢掉了！这种情况从全国中医院治疗发热病来看，已是普遍之现象。因此深研四大经典，以培养真正能用中医药治病救人的"铁杆中医"，实为当务之急也。

（三）对温病学的展望

在多年前对温病的展望，至今仍然值得参考。《展望温病学》一文1990年刊登于《新中医》11期。在文章最后提出了几点不成熟的看法：①中医学是综合性科学，它重视宏观，重视整体，重视动态观察，重视具体问题具体分析。温病学亦不例外，必须保持这些特点，发扬这一特色，并应加强对运气学说之研究。过去人们错误地认为运气学说是玄学，现在应该重新认识它，希望有人能利用天文、气象、生物、物理、化学等多学科的最新成就去研究传染病的流行病学与发病机制。这一研究一定会产生新的边缘学科。②引进西医的分析科学方法进行辨病，在准确辨病的基础上，按中医寒温辨证的理论与方法进行辨证，实行辨证—辨病—辨证之方法，从而摸索出各个病证的规律，写成包括发热性、传染性、感染性疾病的《发热病学》。到那时，就可以不再用《伤寒论》与《温病学》去教育学生了。但此工作不是十年八年所能完成的。中医院校的学生现在还必须学习《伤寒论》与《温病学》。我主张把《伤寒论》扩大为《伤寒论学》，即把自张仲景之后伤寒名家的理论与见解统编入教材中，使之成为一门现代的课程，不单只教学生以张仲景原书。③论发热，除外感发热一大类之外，还有内伤之发热，这是中医学的一大特色，也是西医学至今未有而中医学领先的伟大成就。"甘温除大热"之说倡于金元时代，距今已有六七百年，许多中医怀有瑰宝而不自知，这是非常可惜的事。用甘温药如人参、当归、白术、黄芪之类治疗39～40℃之高热，这是中医之绝唱，可惜能掌握此技者尚少耳！故应大大加以发扬、提倡与普及。因此，在《发热病学》中应加入"内伤发热"的内容，其中包括阴虚发热、阳虚发热、阴阳俱虚之发热。这样一来这本巨著，自宏观到微观，从外感到内伤，从寒到温，从中到西，都包括无遗了。企望这一建议能为人们所接受，有学者去实行，这是我的万幸。

以上是20世纪90年代前对温病学的展望，其实就是对《伤寒论》与《温病学》等有关传染病学或发热病学的展望。今天仍然值得参考。故重复引用以结束本文。

第四节

医案选介

一、发热（严重急性呼吸综合征）

邓某，女性，33岁，广东省三水籍，医务人员。

【主诉】因"发热伴恶寒2天"于2003年1月25日入院。两天前无明显诱因出现发热，入院当天自觉症状加重，测体温38℃，微恶寒，神疲乏力，稍口干，纳差，面红，无头痛，无流涕，无咳嗽、咳痰，无咽痛，无汗，无鼻塞流涕，睡眠一般，二便调。患者现症见发热，微恶寒，干咳，无痰，动则心慌气短，头痛，微感胸痛，口干口苦，纳差，神疲乏力；舌质淡红，舌苔薄白，脉濡细。

【辅助检查】体温为38℃，心率68次/分，呼吸20次/分，血压90/60毫米汞柱，神志清，全身皮肤、黏膜无出血点，亦无黄染，咽无充血，双侧扁桃体不大，气管居中，双肺呼吸音正常，未闻及干湿啰音。白细胞计数5.0×10^9/升，中性粒细胞百分比63.9%，红细胞计数4.31×10^{12}/升，血红蛋白131克/升，血小板计数95×10^9/升。胸片检查显示右下肺有少许模糊阴影。

【诊断】中医诊断为春瘟伏湿；西医诊断为右下肺炎（非典）。

【治则治法】治宜清凉解毒，透热达邪。

【处方】青蒿15克（后下），黄芩15克，柴胡12克，大青叶20克，板蓝根30克，法半夏12克，枳壳10克，浙贝母12克，紫菀12克，天竹黄12克，杏仁10克，炙甘草6克。

每天一剂，水煎服，配合清开灵注射液静滴加强清热，西药则投以注射用亚胺培南西司他丁钠、注射用盐酸万古霉素。

【二诊】1月27日。患者仍发热，热势上升，以夜间及午后为甚。体温38.6℃，肢体困倦，纳食减少，舌脉未变，二便通畅。

【辅助检查】白细胞计数2.9×10^9/升，中性粒细胞百分比57.7%，血小板计数90×10^9/升。胸片与1月25日相比，右下肺感染病灶明显扩大，为大片灶。此为湿热蕴毒，阻遏中上二焦之表现。

【治则治法】治宜清热解毒达邪，解表宣肺化湿。

【处方】炙麻黄8克，杏仁10克，石膏20克（先煎），甘草10克，柴胡10克，黄芩10克，半夏10克，竹茹10，茅根15克，前胡15克，桑枝10克，薏苡仁20克，滑石18克，广藿香6克，佩兰6克。

【三诊】1月28日。患者热势仍未遏止，反有上升之势。体温39.2℃，症状未减，疲倦加重，双肺呼吸音粗，肺底闻及少许湿啰音，舌质淡红，舌苔薄白，脉濡细。

【辅助检查】白细胞计数2.5×10^9/升，中性粒细胞百分比50.96%，血小板计数67×10^9/升。

【辨证】湿热蕴毒，毒势盛，并易耗气挟瘀，毒瘀互结，且变证多端，有入营之势。

【治则治法】治宜加重清热凉血解毒，化瘀软坚散结，少佐益气之品，原方继续服用，加服安宫牛黄丸，并加用仙方活命饮，加西洋参10克另炖服。

【处方】金银花30克，浙贝母15克，赤芍15克，白芷12克，陈皮3克，升麻6克，防风12克，当归6克，虎杖20克，皂角刺12克，穿山甲12克（先煎），乳香6克，没药6克，连翘18克，五指毛桃15克。

根据西医观点，此时属于炎症渗出期，需要注意肺纤维化的问题，而运用仙方活命饮以化瘀软坚散结，甚为合拍。西药则停用注射用亚胺培南西司他丁钠、注射用盐酸万古霉素，改用左氧氟沙星片、注射用头孢他啶。患者于1月30日服用左氧氟沙星片后出现头晕，停用所有抗生素，停用后头晕等症状大减，体温降至37.5℃。

【四诊】1月31日。患者体温降至正常，但神疲，乏力，头晕，偶有咳嗽，白黏痰，无口干，舌质淡，舌苔薄、白腻，脉濡细。

【辅助检查】白细胞计数2.3×10^9/升，中性粒细胞百分比50.2%；红细胞计数3.12×10^{12}/升，血红蛋白97克/升，血小板计数90×10^9/升。胸片显示病灶增多，密影。

【辨证】热势已退，胸片虽病灶增多，强弩之末势也，未足为虑，此乃正虚邪恋。

【治则治法】治当清热养阴，扶正透邪，此时舌苔呈现白腻，为伏湿外达之象，治疗上并重视化湿、活血。

【处方】炙麻黄8克，杏仁10克，甘草10克，黄芩10克，半夏10克，竹茹10克，茅根15克，桑枝10克，薏苡仁20克，太子参20克，五味子20克，麦冬15克，广藿香6克，佩兰6克。

仍加服仙方活命饮方，并加大五指毛桃剂量至30克；热势既退，停用清开灵注射液，改以参麦针益气生津。

【五诊】2月4日。患者已无发热，乏力，偶咳嗽，未闻及干湿啰音，舌质淡，舌苔厚、微腻，脉濡细。

【辅助检查】胸片显示病灶有所吸收。白细胞计数2.4×10^9/升，中性粒细胞百分比47.8%；红细胞计数3.62×10^{12}/升，血红蛋白131克/升，血小板计数191×10^9/升。

【辨证】病势渐衰，但湿性缠绵，如油入面，且易伤气，又易挟瘀为患。

【治则治法】治宜清热利湿，益气活血。

【处方】杏仁12克，甘草6克，青皮6克，桃仁12克，当归6克，苍术9克，五指毛桃30克，太子参20克，橘红6克，升麻10克，白术10克，神曲12克，麦冬10克。加服：太子参15克，土茯苓30克，茯苓12克，枳壳6克，陈皮3克，威灵仙20克，杏仁10克，薏苡仁30克，苍术9克，大枣3个。

【六诊】2月8日。患者自觉身轻体爽，舌苔腻转淡，脉细。

【辅助检查】白细胞计数6.5×10^9/升，中性粒细胞百分比46.2%；红细胞计数3.62×10^{12}/升，血红蛋白131克/升，血小板计数161×10^9/升。

【处方】2月12日胸片显示右肺炎症全部吸收。守上方加川太20克运脾除湿。治愈出院。

二、发热（不明原因）

案1：黄某，男性，20岁，工人。

【主诉】患者于1966年8月6日恶寒发热，体温在39.8℃上下，历经几家医院治疗，曾用青霉素、链霉素、氯霉素、四环素、激素等均无效，经各种检查未能明确诊断。入院时，症见发热（发热时手足冷），倦怠，心悸，盗汗，腰酸软无力，小便淡黄，形体瘦弱，面白微黄无华，唇淡白，肌肤甲错，言语声低，舌质淡红，舌尖稍红，舌苔薄白，脉弦略数，夜晚体温38.2℃，中午体温36.2℃，血压90/60毫米汞柱，白细胞计数12.9×10^9/升。

【辨证】经过集体会诊，分析其怠倦、腰酸、心悸、言语声低、面色无华、舌质淡是气虚不足所致，舌尖红、脉弦略数是阴分不足之证。此种发热，是气阴两虚的虚劳发热。

【治则治法】治法为益气养血，滋阴清热。

【处方】清骨散加减：黄芪30克，当归12克，白芍12克，糯稻根30克，胡黄连6克，生地黄30克，鳖甲45克，银柴胡6克，地骨皮15克，知母12克。

服药3剂后，患者盗汗减少。后再加白薇、石斛，服2剂后发热全退。住院治疗27天，患者精神体力恢复出院。

患者于1967年11月7日再次发热，县医院又介绍来一附院治疗。主要症状为发热，体温39℃，病情与上一年发病大致相同，但精神与体力较上一年为好。照搬上一次的治疗方法，用清骨散加减，无效。于是改用抗生素加激素治疗，其间先后调换了几种抗生素（青霉素、链霉素、氯霉素、金霉素、四环素等），用药当天体温下降，但翌日体温又复上升。中西药治疗10多天无效，后从中医仔细辨证，患者发高热，日间为甚，夜多盗汗，每夜更衣七八次，面色滞黯少华，形体不瘦，舌质淡，舌体胖嫩，脉大稍数而无力，胃口尚好。此属脾虚内伤之发热，治以甘温健脾。处方用归脾汤（黄芪25～30克），头两天体温仍在38～39℃，但盗汗逐渐减少，乃坚持用归脾汤，体温逐步下降，观察10余天，患者精神体力恢复出院，嘱其继续服用归脾丸1个月。

案2：王某，女，63岁，2003年2月18日就诊。

【主诉】畏寒、发热、纳差月余。曾在深圳某区医院住院治疗3周，血液常规检测显示：白细胞计数3.8×10^9/升，淋巴细胞百分比稍升高，血清转氨酶升高（谷丙转氨酶、谷草转氨酶分别为60 U、56 U），乙肝两对半检测均为阴性，大小便常规检测未见异常，胸透检查显示心肺未见异常，B超检查显示肝、胆、脾、肾未见异常。经过静脉点滴先锋霉素抗炎治疗，体温未见明显降低，仍然波动在39~40℃。住院期间血液培养未见异常。曾怀疑为疟疾，采用抗疟治疗3天，未见体温改变。今天来一附院就诊。症见发热恶风，身困乏力，胸闷，纳呆，便溏，尿黄，舌质红，舌苔黄腻，脉濡数。

【辨证】中医辨证为风温挟湿。

【处方】连翘15克，金银花15克，板蓝根30克，黄芩15克，滑石30克，草果12克，茵陈30克，薄荷10克（后下），厚朴12克，法半夏12克，茯苓15克，甘草6克。

患者服用上方3天后体温降低至38℃，治疗5天后体温完全恢复正常。继续服用上方一周后，未见复发。

（劳绍贤诊）

三、发热（深部霉菌病）

隋某，女，2岁。

【主诉】因发热腹痛3周，排黏液大便10天，于1974年12月1日初诊。患儿3周前开始出现低热，流涕，5天后出现高热，腹痛，即到某西医院留院治疗，曾用四环素、红霉素、卡那霉素、庆大霉素等。治疗期间相继出现呕吐，大便带黏液，口腔黏膜有白色分泌物，外阴部有白膜样物被覆等症状。后因大便培养发现念珠菌，喉液涂片霉菌（+），而做二重感染治疗，停用上述抗生素而改用制霉菌素，未见明显好转，遂于1974年1月18日转一附院治疗。

当时除上述症状外，并见高热（体温为39.9℃），精神疲惫，面色潮红，唇干裂，渗血，咽稍红，时有腹痛，但不剧烈，全腹未见明显压痛及反跳痛，大便每天2~3次，带有黏液、心、肺、肝、脾未见明显病理体征，舌质稍红，舌苔少，脉濡数。

【辅助检查】血常规：白细胞计数22.1×10^9/升，中性粒细胞百分比74%，中性杆状核粒细胞计数0.04×10^9/升，淋巴细胞计数0.19×10^9/升，大单核细胞计数0.03×10^9/升。

【诊断】诊断为黏膜及内脏型念珠菌病。

【辨证】湿温证（邪在气分）。

【处方】初用中药及西药制霉菌素，第8天后改用克霉唑、苯甲异噁唑青霉素钠、氨苄西林、磺胺甲噁唑及其他对症治疗。

经上述治疗后，患者体温曾一度降至37.5℃，大便每天1～2次，外阴还有少许白膜样物被覆，大便常规仍发现念珠菌（12月2日查）。随即体温逐渐升高达38.8℃，并见咳嗽，口不渴，大便每天9次，质同前。舌质红，舌苔黄黑，脉数。

【辅助检查】双肺呼吸音粗，右肺可闻湿啰音。颈部及上胸有斑丘疹。X线胸片显示为右上肺炎（院外会诊：肺部炎性灶考虑为霉菌所致，但不排除细菌感染）。血常规：白细胞16.55×10^9/升，中性粒细胞百分比80%，淋巴细胞0.11×10^9/升，中性杆状核粒细胞0.01×10^9/升，大单核细胞0.04×10^9/升。

【辨证】温热之邪壅郁三焦。

【治则治法】清上下焦温热。

【处方】白头翁15克，秦皮12克，黄连3克，桃仁6克，薏苡仁15克，冬瓜仁10克，鱼腥草15克，苇茎15克，甘草4.5克，小凤尾草15克。

西药仍用克霉唑，抗生素则用庆大霉素、红霉素。

【二诊】12月8日。患者用上药治疗8天，除大便次数减为一天2至3次，小便频急有所改善，体温稍下降（在38.3～39℃）

外，咳嗽等其他症状无改善，颈部及胸部皮疹稍增，皮肤粗糙，舌苔转薄黄，病有好转之机，但上焦湿热仍明显，且有伤津现象，中药改拟苇茎汤合泻白散加减专理上焦。

【处方】竹叶6克，钩藤10克，蝉蜕3克，桑白皮10克，地骨皮10克，苇茎10克，桃仁6克，冬瓜仁10克，薏苡仁10克，甘草1.5克，西洋参4.5克（另炖冲服）。

西药单用克霉唑，停用抗生素。

用上药的第3天（12月11日），患者体温下降至37.4℃，咳嗽明显减轻，精神、胃纳稍好，之后体温一直稳定于36.5～37.5℃，其他症状逐步减轻，第5天（12月13日）肺部啰音消失，仍用上方加减。其后大便逐步转正常，外阴部白膜样物被覆消失，体温正常。

12月23日胸透显示肺部炎性灶消失（1975年1月6日停用克霉唑），后期根据病情，曾分别予四君子汤合苇茎汤加减及桑螵蛸散加减。1975年2月5日诸症消失，各种检查结果均在正常范围，患者痊愈出院。

第六章

邓铁涛中医药发展思想与应用

第一节

中医与未来医学[1]

　　西方医学是当今世界医学的主流，它植根于西方文化。中医学是世界上唯一有五千年连续历史的，独立于西方医学的医学，它植根于中华文化。西方医学传入中国不过二百年，13亿人的中国，五千年来的卫生保健，一直依靠的是中医。中国的传染病史足以为证。自东汉以来传染病流行次数不少，但如欧洲14世纪、16世纪鼠疫流行，以及1918年西班牙流感一次死亡人数过2 000万者，未之有也。为什么？中医之功也。2003年非典流行，国际统计显示中国大陆死亡率最低，广州的死亡率更低。溯其原因，是广州中医介入治疗最早之故。

　　论文化，近四五百年，西方文化发展很快，造福于人类不少，但并不是十全十美的。估计21世纪开始，将是西方文化与东方文化相融合的时代。现在世界的诸多难题，要依靠推广东方文化去解决。中国是东方文化的代表，论未来医学，将是西方医学与中医相结合而成为更加完美的医学。

一、"仁心仁术"是未来医学的最高精神境界

　　"仁"是儒家的核心思想，"仁者爱人"，作为医生，对

---

[1]　本文为"2004年邓铁涛学术思想国际研讨会"上邓铁涛教授的特别演讲。

患者有爱心，这是天职，故曰"仁心"。中医另一格言"痌瘝在抱"，就是说把患者的病痛看作是医生自己的病痛，必然处处全心全意为患者着想。绝不能为了搞科研写论文甚至为了金钱就对患者多做不必要的检查，随便给患者做手术以谋利。若做人体器官买卖则更是犯罪的行为。

如何表达医生的爱心？这就要求医生施行"仁术"，这是对医生十分严肃的要求。现代医学是一门生物医学，许多治疗措施与技巧都是从动物身上练出来的。不少治疗手段，看似对某一种疾病可能已经解除，但会落下另一个终身遗憾。例如小孩发热，用抗生素治疗，热是退了，但耳朵却聋了；又如胃溃疡出血（++++），血止不了便把胃大部分切除；又如糖尿病足，病在脚趾上，治疗方法却把脚切掉，未能治愈又把腿切去！这样的技术，就不能称为"仁术"。

不论现代手术已发展到如何高明的程度，但大方向肯定是错了。中医学对不少急腹症，可以用"非手术治疗"治好。用"仁术"来考量，这才是未来医学的方向。中医学在公元3世纪的《金匮要略》中就已经用"大黄牡丹皮汤"口服治疗"阑尾炎"，这一方法至今仍可重复。用非手术法治疗宫外孕，保住了生殖器官，治愈后还能生孩子，这多好啊，"仁术"是未来医学的灵魂。

二、医学模式将向"人天观"发展

西方医学的模式原来是生物模式。20世纪后期才发现不对，最后承认医学的模式应该是生物—心理—社会模式。这是一个进步，但我认为仍然不全面。虽然已重视了心理和社会对疾病的重要性，但是还没有把人提到最重要的地位。中医与西医有一个很大的区别就是西医着重治病，中医着重治患者。

中医学是把人放在首位，根据宏观理论把人放在天地人群之间进行观察、诊断与治疗的。中医学受中华文化"天人合一"观的影响，类似中医学模式中的"天人相应"观，简称"人天观"。即把人放在时间、地域、人群、个体中，进行健康保健预防与治疗的观察研究。中医诊治疾病，不单单在追求"病"上，而是按"时、地、人"对大环境以至个体的整体进行辨证论治与预防。比方2003年非典流行，中医无法追求确认"冠状病毒"，而是根据当年的气候环境、地理条件与患者的证候表现，确认非典是以湿邪为主的瘟疫病。据此实行辨证治疗与预防，结果取得较好的效果。

试举一个具体的例子，我曾诊治一个运动员的腹痛病，经广州市某医院治疗无效，为了确诊疾病，便进行剖腹探查，把腹部全部器官检查后，仍然找不到病根，无从治疗，然后缝合，腹痛如故。后来我诊断为气血两虚、气滞血瘀，用补气血药加活血药把她的病治好了。这一病例说明西医要从腹部找病根，中医则从整体调整治疗患者。

三、养生重于治病

中医有句格言——"上工治未病"。

这是一个重要的指导思想，它包括未病先防，已病早治，重点在于防病。西方医学也很重视预防，注意卫生。两者相比较，西医是消极的，中医则较为积极。西医的预防讲究外部的防御，如绝对无菌、消毒，而中医比较重视发挥人的能动作用和抵抗作用。中医养生学，有几千年的积淀，内容十分丰富。未来医学必将把养生放在最重要的地位。富如美国也支持不了日益增长的天文数字般的医疗开支。一个高血压患者必须天天服药，药物有副作用，便要不断更换新药，新药新价格，价格越来越高，这才符合生财之道。中医的养生术、导引术既能防病又能治病。

根据现代的生产力，在合理的制度下，一个成年人每周工作5天，每年工作8个月，大概已足够了。一年分两段，半年工作4个月，两个月是养生、娱乐、体育、美术及其他自己喜爱的活动，毫无忧虑与压力地愿意干什么就干什么，这样一来人的健康与寿命一定会更美好。

人的欲望是无穷的，因此仍要靠中医的养生理论去教育那些纵欲无度的亚健康者。

四、未来医学之路

不仅仅只有重视微观的西医学才是唯一的医学科学，立足于宏观的中医学也是科学。

对非典的防治，西医千方百计地用电子显微镜抓到"冠状病毒"，然后再找寻防治之法，目的在于杀灭病毒。中医则根据时间、气候环境、病邪的属性、个体差异、证候表现进行辨证论治，针对时、地、人这一宏观现象进行预防与治疗。事实证明中医防治非典效果胜于西医，已可定论。中医用药物预防，其优势相当明显。

对于重症肌无力，西医研究了上百年，从微观着手，可谓已够深入，并能做出动物模型。治疗方法也不少，认为切除胸腺是一张王牌，但其总的效果，多数治疗只能达到缓解之目的，仍然会反复发作，能根治者很少。中医对此病之研究才40多年，我们没有走按神经学说研究的路，而是按照中医理论进行研究，最后的结论是"脾胃虚损，五脏相关"。凡病程短又没有用过吡啶斯的明、激素、胸腺切除等西医治法者最好医治，更易达到根治的目的。

对于心脏搭桥围手术期的治疗，我们才合作了数年，但已经可以肯定，此法优于单纯手术之治疗。我们最终的目的是要用中医药的综合治法取代单纯手术治疗。

中西医学全面而平等地合作，其前途是光明的。这是共同创造未来的医学，能够为人类的健康与幸福做出更大的贡献。

五、21世纪的希望

未来医学是循序渐进的，21世纪前半叶我们的希望如下：

（1）人类将摆脱化学药品的副作用，摆脱创伤性检查以及治疗技术带来的痛苦与后遗症。医学要讲人道主义，要达到"仁心仁术"的职业道德最高境界。

（2）实行"上工治未病"，医学将以养生保健为中心，使人们的生活更愉快和舒适。

（3）医学将以"保健园"的形式，逐步取代医院的主要地位，医院将成为辅助机构。

（4）医学除了属于科学范畴之外，将深入文化、美学、艺术等领域，使医学从人体的健康需求上升到精神世界的美好境界。医学、文学、美术、书法、音乐、歌舞、美食、药膳、气功、武术、健康旅游、模拟的环境、梦幻的世界等，将成为"保健园"的重要组成部分。接受保护健康，是快乐的事而不是苦事。

（5）第三世界要摆脱贫困与落后才能一起进入未来医学的世界，而使第三世界贫困与落后的原因是强权政治、种族压迫与掠夺战争。抢救一个垂危的患者，十分艰辛，但打死一个人，只要手指一扣扳机！

要实现未来医学的美好愿望，我们该怎么办呢？战争与医学、杀人与救人永远相伴吗？人类这个万物之灵，总会觉醒的。解除人类痛苦的曙光将出现在东方。

第二节

为中医药之发展架设高速公路①

一、时代背景

21世纪一开始，美国的"9·11"事件震惊了世界，接着是阿富汗之战及伊拉克之战，炮火硝烟笼罩着世界。今天的世界与我国战国时代有些相似，可以说我们现在处于"世界的战国时代"。

"世界战国时代"的形成是西方文化统治的结果。要扭转这一局面，应向东方文化寻求出路，特别是大力发扬中华文化会使世界达到和谐与进步之目的。

中华文化的精粹是天人合一，与大自然的和平相处观；世界大同，和而不同，与世界人民和平共处观；老吾老以及人之老，幼吾幼以及人之幼的社会观。解放后我国就是贯彻这几个方面，如和平共处五项原则是周总理解决世界纷争的一个很有力的武器，它的来源就是传统文化。党的十六届三中全会提出五个统筹：统筹城乡发展；统筹区域发展；统筹经济社会发展；统筹人与自然和谐发展；统筹国内发展和对外开放。其中前三个统筹与第四个统筹就是老吾老以及人之老思想和天人合

---

① 邓铁涛：《为中医药发展架设高速公路》，《天津中医药》2004年第3期。

一思想的发展。

还有最近的《珠海宣言》，这个世界经济发展宣言写了三年还没有取得统一的意见，从纽约、新德里、赞比亚到珠海，到中国的珠海才得以解决。《光明日报》文章说："纷纷扰扰的世界将在中国的声音里找到平衡，多少年的难解难分的国家集团和利益集团将在有跨时代意义的《珠海宣言》中取得共识，人们期待着一个由中国倡导，建立在平等、诚信、合作、发展的基础上，平等互惠，相互依存和共同发展的世界经济新秩序，给饱经沧桑的人类带来福音。"[1]中华文化教育要参与世界文化，和世界文化合流才能够更好地让世界人民幸福和谐。所以我们的国家、我们的科学界必须认识这个问题，自鸦片战争后我们失去了对本国文化的信心，现在已是21世纪，我们必须对优秀的中华文化树立信心并加以发扬和发展，造福于世界人类，这是我们的责任。过去对传统文化批评过了头，所以现在必须重新去认识中华传统文化，而且要发展传统文化。

中医学是中华文化的瑰宝，发扬中医可以造福全人类。中西医互补，互相不能取代，经历一二百年可能会走到一起，这是历史发展的必然规律。

中华文化大发展始于战国时代，如果说今天是"世界战国时代"的话，估计中华文化的爆炸式新发展将起始于21世纪，中医学的发展亦将同步。中医药学之腾飞的条件已开始具备，那就是中医药学与世界的第二次科学革命相结合，走自己的路，中医药学就会走在世界的前列。但必须得到政府的大力支持，为中医药的发展架设一条高速公路，实为当务之急。

---

[1] 杨连成，刘篴：《世界在倾听来自中国的声音》，《光明日报》2003年11月7日。

对于世界科技发展，有人这样说："第二次科学革命正在到来，自20世纪末期开始，世界科学正在发生一场全新的革命，它是继400多年前开始的西方科学革命后，人类历史上第二次重大的科学革命……第二次科学革命的思想和方法与中国古代科学一脉相承。一些现代科学家发现，中国传统科学思想中关于和谐的思想、有机论的思想、演化发展的思想、相辅相成的思想与第二次科学革命的新思想十分吻合。令人惊讶的是，第二次科学革命不仅在思想上，而且在方法上也源于以'解决实际问题'为特点的中国古代实用化科学方法……东方科学与西方科学、东方文明与西方文明应当而且必然结合在一起，共同为经济发展和社会进步提供动力。"他还说："高科技革命即将出现第四次浪潮。在未来50年内，将要先后出现以信息技术、生物技术、纳米技术和航天技术为核心的第四次浪潮。"[1]

我认为以上的观点是符合21世纪发展现实的。21世纪中医药学将以崭新的面貌出现在世界科学之林。

如果认为上述的意见是正确的话。那么目前最流行的一个口号——"向世界接轨"应予以改正。什么都向世界接轨的话就使自己处于从属地位了。21世纪是重新评价中华文化、发掘中华优秀文化的时期，世界文化的发展不能缺少中华文化的参与，东西方文化是互补性很强的两种文化，我们不应妄自菲薄，使中华文化处于"自我从属"的地位。该口号应改为"中华文化与世界文化双向接轨"，简称"与世界双向接轨"。

中国科学家有志气、有骨气、有智慧、有能力去创造中华民族更美好的未来。

---

① 姜岩：《世界科技发展九大展望》，《瞭望新闻周刊》2003年ZI期86-88页。

二、中医科研的历史回顾

现代中医的科研，通常要借鉴西医的实验研究方法。其实，历史上中医也有过实验研究，《本草纲目》转述8世纪陈藏器关于脚气病的病因，认为本病与食白米有关，并说："小猫、犬食之，亦脚屈不能行；马食之足重。"这其实就是一种验证病因的动物实验。古代也有对照研究，如据文献记录，鉴别党参真假时，以两个人嘴里嚼着党参跑步，谁坚持得久则说明其嘴里的党参就是真的。这就是对照实验。最早的实验诊断方法也出现在中国，晋唐时代，医生为了观察黄疸症状的变化，逐日用白布浸染患者小便后晾干，加以比较就可以知道黄疸病情每天的进退。应该说，在实验研究方面，古代中医有很多创造是走在世界前面的。

不过，中医后来的发展，并没有沿着动物实验这条路走下去。是不是不走实验研究的道路，中医学就没有发展呢？历史证明不是。中医历史上的每一次突破都有赖于新的科研成果出现。当然对科研的理解，我们不能局限于实验一途，不能说不搞实验的中医就不是科学研究。下面不妨从科学研究的角度，回顾一下中医学的发展历史。

众所周知，汉代名医张仲景被称为"医圣"，他对临床医学做出了巨大贡献。张仲景的主要著作《伤寒杂病论》，可以说就是他的科研成果，这一科研成果是如何得出来的呢？张仲景的科研方法，用他本人的话来说就是"勤求古训，博采众方"。在汉代以前，医学有四大流派，分别是医经、经方、神仙和房中。张仲景主要继承前两家的学术，以医经家的理论结合临床实践（平脉辨证）去整理经方家的方药。《汉书·艺文志》记载当时有医经九家，经方十一家，所谓"勤求古训"，

"训"就是理论，"博采众方"就是整理众多经方家的方药。张仲景在前人的基础上研究出的成果，主要是确立了辨证论治这一中医精华，并整理出"以脏腑论杂病"和"以六经论伤寒"两大临床辨证系统，这使中医临床医学有了一个完整的学术体系。到今天我们还要深入学习《伤寒论》和《金匮要略》的理、法、方、药，可见其影响深远。

晋代医家王叔和在《脉经》中把晋代以前中医关于脉学的研究做了一次整理和探讨，整理出24种脉象，至今仍在应用，并没有过时，这也是很了不起的科学成就。到了隋代，巢元方研究病因学、病理学，著《诸病源候论》，这也是一种研究。唐代的王冰，专门研究《黄帝内经》，做了很多订正工作，整理出现在最流行的版本，另外还补充了七篇大论，中医理论的很多精华都出自这七篇大论，这也是了不起的科学研究。

唐代著名的药典《新修本草》，宋代的本草巨著《证类本草》，还有宋代官定的方典《太平惠民和剂局方》，都是众多学者悉心研究的成果。宋代还有一项更重大的科研工程，就是点校医书。点校，即把错字校正，句子理顺，然后加以注解。政府组织了一批文人和医家，成立了专门的机构来开展这样一个系统工程，至今我们所看到的古代医学经典，多数是经宋代点校后流传下来的优良版本，这对医学的普及和发展是有重要意义的。过去有人认为点校不是科研成果，实际上为了点断一句话、校正一个字，往往要查阅大量资料和比较各种版本，而且单纯靠文字比较还不行，还要用医理来推理。所以点校并不是一个简单的工作，它要花费大量心血，其结果往往影响到对中医理论的正确理解。好的注解也是具有创造性的劳动，所以点校等文献整理应该属于科研工作。

宋代医学的普及和哲学上的争鸣，带来了金元时期的医学争鸣，刘完素、张从正、李东垣、朱震亨四大家的出现，对后世影响很大。以李东垣为例，可以说他是创立脾胃学说的鼻祖，广州中医药大学现在还设有脾胃研究所，研究脾胃学说，这反映出李东垣的研究成果是很有价值的。李东垣是怎样取得研究成果的呢？他所处的时代，由于宋金元对峙，战乱连年，社会上常见的疾病，跟过去的认识不完全一样。例如《伤寒论》时代出现的发热，多为伤寒，用六经辨证；但李东垣所见的发热，多属内伤，他经过临床研究，对外感和内伤发热做了鉴别，认为内伤发热不能用黄芩、黄连、黄柏等苦寒之药，而要用黄芪、党参、白术这些甘温之药来除大热。即所谓"甘温除大热"，是退39℃以上的热，吃黄芪、党参能退热。举例如我校一位毕业生的母亲，膝关节手术后发热，每天38～39℃，曾用各种最新最贵的抗生素和其他药物治疗近一个月，发热如故。邀我会诊，我按甘温除热法，用李东垣的补中益气汤。该生不敢与服，晚上电话询问，我让她先服半剂，2小时无不良反应再服半剂。第二天其来电话，反映其母亲睡眠较好，精神略佳。嘱其每天服两剂，体温逐步下降，上方加减调理，半个月后治愈出院。现代一些年轻医生受到西医的影响，碰到发烧，就按感染处理，用抗生素，或用相当于中药的清热解毒药。实际上有的患者不适合这样处理，反而用补中益气汤或其他补益药才能退热，这种"甘温除大热"的成果，到现在还是超过世界医学水平的。李东垣的科研，完全立足于临床，取得的成果能突破前人的理论禁区，有效指导临床。

中医发展到明清，出现了温病学说，这是一个伟大的成就。真正把温病学说树立起来的医家是吴鞠通，他的著作有《温病条辨》。吴鞠通又是怎样研究，写成此书的呢？从《温病条辨·序言》可知，他受到刘河间、朱丹溪和吴又可《瘟疫论》的影响，而影响他最大的则是叶天士。叶天士对温病有重大的创见，但没有十分系统的著作，主要思想和经验反映在《温热论》和《临证指南医案》中。《临证指南医案》是他的学生收集他的医案，加以整理和评论而成，这项工作也是科研成果，既整理了老师的经验，又有自己深入的体会。吴鞠通进一步发展叶天士的学术，他的《温病条辨》不但使温病自成体系，而且整理了很多叶天士的临床处方，使温病的方药得以丰富。他以叶天士的学术与经验为材料构建的新的体系，是具有创造性的科研成果。温病学说的理论，在今天治疗各种传染性、感染性疾病，包括非典的过程中，处处发挥着作用，这一含金量极高的成果也是科学研究实践的产物。

明代还有世界性药物巨著《本草纲目》的出现。李时珍用三十年的时光研究中药，写成《本草纲目》，流传世界各国。他的成就取得，除了来自深入的文献检索和广泛的实地调查外，也不能忽视临床实践，他常常根据临床应用的反馈来订正药物的药效说明。李时珍的成就超越了医药学的范畴，是一个百科全书式的博物学家。

清代具有革新精神的王清任（1768—1831年）令人敬佩。他认为治病不明脏腑，有如盲子夜行。他三十岁时遇疫症流行，不避臭秽到荒野观察弃尸研究脏腑，他说："犬食之余，十人之内，看全者不过三人，连视十日，大约看全者不下三十余人。"因而著《医林改错》一书。但可惜其解剖部分，除了"灵机记性不在心在脑"之外，其余对后世无何影响。该书约四分之三的篇幅都在论述祛瘀法之运用，其30多张独创之方剂影响深远。这几十张新方充满中医传统理论的内涵。如祛瘀不忘益气，就源于《黄帝内经》气血之论，他说"治病之要诀，在明白气血"，从而又发展了传统理论。反之当今之研究血瘀证者，却把"气"丢了，因此虽做了不少费力的研究，但仍然未有超过王清任也！反而自王清任之后用王清任之方药治病取得了很大的成绩，至今仍可以说是超过世界之水平。例如民国时期治天花、鼠疫①，1949年后治出血性、缺血性中风，腹部肿瘤，不孕症，战伤之血胸②等。足见中医之系统理论并未过时，离之则事倍功半，从之则事半功倍。

从历史的经验看，中医学的发展必须按照自身的发展规律，以我为主，即以中医的系统理论为主导，以临床实践为依据，在辩证唯物论的指导下，多学科相结合以求发展。传统中医学的研究方法，是宏观的，但也取得了伟大的成就，说明不只是微观研究才是科研。当然现在应该是宏观加上微观，那就不同于往日了。

三、道路坎坷中医仍发展

中医就像和氏璧。和氏拿着和氏璧送给厉王，专家鉴定说是石头，砍掉了他的一只脚。武王在位时，和氏又去献宝，专家还说是石头，他又被砍掉一只脚；文王在位时，他抱着和氏璧在楚山哭了三天三夜，眼泪流干继之流血，感动了文王，把石头打开，发现了和氏之璧，后来还有完璧归赵的故事，证明它确是国宝。中医就像这块玉，1949年以前国民党要消灭中医，砍掉了中医的左脚；1949年后王斌要改造中医，又砍掉了中医的右脚，幸好毛泽东主席发现了问题，制定了中医政策。直到1986年12月国家中医药管理局成立时，中医才喘了一口

---

① 清光绪二十三年（1897年）医家罗汝兰著《鼠疫汇编》，仿照王清任法，以活血祛瘀消肿散结主治鼠疫取得成效。

② 广州157军医院于越战时用血府逐瘀汤治血胸之伤者取得良效。

气，才有了单列的财力、物力、人力。虽然近百年来试图消灭中医是失败了，但是改造中医实际上成功了。表面上中医发展很兴旺，凡西医有的中医都有，职称有副教授、教授，学位有硕士、博士，机构有大学、研究院，还有大医院，但真正的中医内涵却在日渐缩小，西医成分越来越多。对这一现象，我名之为"泡沫中医"！此乃按西医之模式以改造中医之结果也。如不深化改革，则中医将名存而实亡矣！

不过无论如何中医是有生命力的，在坎坷的道路上仍然发展。试举例以证之。

（一）抗非典，中医之作用

21世纪非典突然袭击，使人类措手不及，中医药发挥了不可取代的效力，受到国际卫生组织两位专家的称赞，认为值得研究推广。现在非典暂时过去了，但在国内仍然有人认为中医药只能起辅助作用，怀疑单纯中医不能治非典！要经过循证医学的论证才行。除了吴仪副总理对中医治非典加以肯定外，各种报道与总结，很少称赞在这场战斗中中医所起的作用。真是长使中医泪满襟！

世界卫生组织（WHO）有一个统计数字：全球有32个国家和地区共出现8 400多例非典患者，其中中国（包括香港和台湾）有7 700多例。全球非典死亡率为11%，香港为17%，台湾为27%，中国大陆为7%（广东非典死亡率为3.8%，广州非典死亡率为3.6%，这一数字在全球是最低的）。

广州与香港在地理气候、生活习惯等方面都有可比性，但为什么差别那么大呢？其差别在于有无中医参与治疗。香港卫生署通过两次在广东省中医院的调查，确认了中医的作用，最后请广东省中医院派两位女专家参与治疗非典严重之患者及新患者，并一再延长其预定之留港日期。

再看看一附院，没有用类固醇，全院60例加院外会诊几十例患者，均无一例死亡。全院服中药预防药，医护人员无一例感染。如此看来，对香港及北京的西医大剂量激素治疗方案，是否应重新检讨呢？我认为中国台湾、加拿大及新加坡的病死率之高，亦与缺乏中医之参与有关。

广州呼吸疾病研究所潘俊辉等撰写的《SARS中医药介入71例临床研究》一文，该文统计了2003年5月30日以前收治的确诊患者88例，其中中医介入治疗71例，病死率较低，只有1例。据查该所的88例患者中，共计死亡有好几例。（文章见2003年8月18日《中国中医药报》）

有人说没有西医或没有中西医结合，中医就治不了非典，这是错误的认知。中日友好医院仝小林教授主持的课题组对该院第十二病区收治的16例新发病非典患者进行了单纯的中医药治疗观察，结果显示：中药在非典治疗中不仅有退热快、不反复、有效缓解症状的特点，而且中医药早期干预在这一疾病的发展中对减轻肺损害程度具有一定作用。单纯中药治疗期间，无一例患者的病情发生恶化。治疗结果显示：16例患者应用中药后在1～7天内退热，平均退热时间为4.44±1.46天，且热退后体温一直保持在相对稳定的水平，临床观察没有发现反复的现象。11例入院时有咳嗽的患者在3～8天内全部缓解，平均缓解时间为5.27±1.49天。7例入院时呼吸急促的患者在3～7天内缓解，平均缓解时间为5.15±1.87天。全部患者在2～10天内全身不适症状基本缓解，平均缓解时间为6.37±2.49天。16例患者影像学改变在6～16天内完全吸收或明显好转，其中9例完全吸收，7例明显好转，平均吸收或好转时间为10.87±2.92天。16例患者无一人使用抗生素、激素及其他西药。这是能否单独用中医药治疗非典的最好回答。

　　如果治疗非典前期用药对了，它根本就到不了肺严重病变的程度。西医治疗患者上来就用激素，按中医理论来说激素是入里的药，它能引邪入里，病情严重时还要上呼吸机。不到这样的程度下不了诊断，就说中医治的不是非典，这是不客观的。我有一个学生，其夫人是广东省中医院急诊科的护士长，感染了非典，开始也是用大剂量的激素，但是没有效果，我让她赶紧停用西药改用中医治疗，果然停用西药后换成中医治疗，病情得到了控制，三天热就退了。另一个护士长感染非典后采用西医方法治疗，后来不幸牺牲。所以现在的很多标准都是以西方的规则为准，若按西方的那些标准，我想我的研究要进入国家自然科学基金项目，难矣！因为我没有进入基因水平，也不搞分子生物学、动物模型。问题的关键是规则是西医的而不是中医的，西医是微观的，中医是宏观的，我们把人放在大自然中观察。举个例子，为什么经络研究都没有结果呢？我认为在经络研究中，就像用有线电话的模式去研究手机，手机会响能通话，但是却找不到连线，你说它不科学！中医的经络研究问题就出在这里。

　　中医还能预防非典。广州中医药大学的终身教授刘仕昌89岁了，仍然去传染病医院会诊患者，可能有人说他"无知所以无畏"，可是他不但制订了有效的治疗方案，本人也没有感染。因为他吃中药预防。现在世界上对冠状病毒疫苗的研究还要搞一两年，广州从一开始就在预防了。我也研制出一种药叫作"邓老凉茶"，我的学生在香港大学教书，他替人买了这种药供应了两千人的预防，其中包括香港的五六个西医，喝了这种凉茶无一例发病。北京有一个工地老板拿着这个药方到同仁堂花了四十万元买药，发给工地的工人，原来已经有两个工人发病了，但是发给工人这种药之后无一例再发病。所以说我们为什么不投入更多力量去研究预防流感，预防这些疾病的药呢？冠状病毒的金牌已经被加拿大、德国拿走了，有人写文章：常使英雄泪满襟，这个金牌应该是我们中国得的。为什么就没有人看见治疗上那么大的金牌呢？！这次非典显示了中医的潜在威力，不少传染病都是病毒性的，治疗上都是中医药处于领先地位，但是我国没有大力投放人力、财力去研究。不着力去研究已经领先的这些领域，而是跟着外国去做微观研究，不沿着中医的宏观思路去走，而是光想着怎样去追赶西方，这是"从属思想"之典型例子。

（二）20世纪50年代以来中医之成就

自1958年毛泽东对西医学习中医的报告作了批示："中国医药学是一个伟大的宝库，应当努力发掘，加以提高。"掀起了全国中西医学习中医、研究中医的高潮，几十年来虽有反复，但成果仍然十分显著。如：

（1）传染病方面，如乙脑、钩端螺旋体病、流行性出血热、麻疹合并肺炎等病毒性传染病，都取得超过世界水平的效果。病毒性肝炎在传染病医院也要用中药治疗。

（2）非手术治疗急腹症之研究，如胃穿孔、急性胰腺炎、肠梗阻、麻痹性肠梗阻、宫外孕等急腹症可以采用中医药治疗，不用开刀，这是世界医学所不能的。

（3）针麻与中药麻。用针刺代替麻醉药，可以进行胸腹部手术。这也是世界的创举，手术时麻而不醉，在手术中患者可以和医生对话。由于针麻之成就，20世纪70年代以来在世界形成针灸热，现在所有发达国家都有针灸师为人治疗并纳入保险医疗。

特别值得表彰的是我国生理学家研究了针麻之原理是针刺之后大脑产生"脑啡肽"故能止痛，为针刺之推行于世界奠定基础。但世界各国现在仍未有完全学会中医之针灸学术者。

与针麻同样成功的是中药麻，一味洋金花提炼的中药麻醉剂，因为它能提高血压，因而填补了世界麻醉药对休克患者禁用之空白。

（4）重症肌无力是难治之病。当重症肌无力出现呼吸危象时，死亡率相当高。如詹国华报道广东省人民医院抢救重症肌无力危象患者14例，死亡6例，死亡率为42.9%。[1]章成国等统计1981年以来国内重症肌无力危象抢救之报告196例，死亡71例，死亡率为36.2%。[2]

我的课题组于1999—2003年共抢救重症肌无力危象患者21例，无一例死亡，近期疗效100%。出院后随访，半年内死亡2例，为再发危象在当地医院抢救无效或放弃抢救死亡；一年后随访，再死亡2例（1例因其他疾病死亡，1例在外院行胸腺瘤手术诱发危象抢救无效死亡），其余17例患者健在，生活能自理，可从事轻工作。远期疗效为80.95%。

重症肌无力在西医学以神经学说指导诊疗，在中医学则是以脾胃学说指导诊疗。

四、战略与策略

当前我国正沿着邓小平同志指引的"建设有中国特色的社会主义"道路前进。文化科学必须随着这一指引行进，发展中医药亦不例外。发展中医药不是为科学而科学，不是中西学术

---

① 詹国华：《抢救14例重症肌无力危象的经验与教训》，《广东医学》1993年第14卷第2期79页。

② 章成国，陈理娥：《重症肌无力危象抢救体会（附国内资料196例报告）》，《临床神经病学杂志》1992年第5卷第2期93页。

之争。发展中医药首先是为了保证人人享有医疗保健的权利。发展中医药是为中国社会发展服务的。

中医药学是最具中国特色的医学，必将在中国的社会主义建设中发挥巨大作用。

按照"三个代表"的要求和我国宪法的规定，必须贯彻中西医并重的方针，加大对中医药事业的投入，为中医药的发展架设高速公路。因为中医药的特色是"简、便、廉、验"，乃解决目前"因病致贫""因病返贫"的特效良方。医学研究的目的如果首先放在中国人民保健事业的方面，就非得提倡发展中医药不可。非典就是一个很好的例子，香港治疗一个非典患者少则几万元，多则几十万元，一附院治疗费最贵的才五千元。

从学术本身来看，中医学具有独特的理论体系。西医是微观医学，中医是宏观医学，西医在现代科学的扶持下飞速发展，中医有几千年的精华积淀，它没有停滞不前，而是与时俱进。中医学将与21世纪的新科学革命相结合，会得到像战国时代那样的又一次飞跃发展。中医药学的发展不仅为了中国人民的健康，而且将为世界人民的健康做出伟大的贡献。中医学将无愧于"中国第五大发明"之荣誉。

几千年来，中医药学在不断发展，但只是"量变"的发展，在21世纪的今天，世界科学已进入第四次浪潮，世界科学将帮助中医药学来一次"质变"的飞跃发展，而在发展中医药学的同时，因为吸取了中医药学的精华，会反过来给世界科学以创新和发展。

兹就几个具体问题分述如下。

（一）中医学与临床相结合

中医学的理论，早期在古代哲学的影响下就已形成，然后形成理论与临床紧密结合的特点。中医学在古代是不分基础学科与临床学科的。中医学的理论对实践进行指导，实践又反过来给中医学理论加以提高，没有临床实践就不容易体会中医理论的正确性与科学性。这一点在现代的中医实践中依然没有改变，所以中医基础理论的研究一定不能脱离临床。当代名中医的临床经验总结是既宝贵又丰富的矿藏。

（二）基础研究使中医学飞跃发展

上述强调中医学研究必须与临床相结合，而和几千年以来的各家学说相结合也很重要，这就要进行深入的发掘与整理。文献研究不能忽视，这是中医学独有的特点。中医学的各家学说，值得去验证，并在验证中继续发展。

若论中医学要飞跃发展，则必须在上述的基础上进行实验研究，实行多学科相结合，沿着中医学的系统理论进行研究，中医学才能有突破性的"质"的飞跃发展。

深入挖掘中医理论之精华，与新科学革命的成就相结合，是中医学"质变"的必由之路。

（三）要解放思想，走自己的路

西医是医学，中医也是医学，西医的发展与现代科学同步，而中医近百年来受尽打击，在形式上表现为三个指头加草根树皮，容易被世人误解。要多学科相结合，就要求各科参与研究的学者，必须解放思想，尤其是西医学者。必须承认检验真理的唯一标准是实践。必须认识微观是科学，宏观也是科学，最终使宏观与微观相结合，产生"介观医学"。这要求先在研究方法上走出新的道路。

（四）以科学的哲学为指导思想

科学注重实践，但也要有正确的指导思想。我认为正确的指导思想就是马克思主义哲学。用历史唯物主义与辩证唯物主义作为研究的指导思想，这样会少走弯路，事半而功倍。马克思的哲学思想帮助毛泽东打败蒋介石，毛泽东的《矛盾论》与《实践论》足以说明毛泽东又是一位哲学家。我相信在用科学的哲学研究中医药学的同时，可能会反过来丰富马克思主义哲学。

（五）对重点研究项目的意见

（1）对中医学术的系统整理。在现代的认识论条件下，对中医的基本概念、理论学说进行历史的、逻辑的整理是基础研究的重要工作。同样一个概念，在不同医家的理论中有不同含义，其前提条件是什么，其实质内涵有什么区别，分别应用于什么样的不同情况下等。这属于中医学术史、概念史研究，是研究中医理论的基础性工作，只有把这些内容继承好才能进一步发扬。这项系统性工程有必要组织队伍认真进行。

（2）对核心理论的深入研究。阴阳、五行、脏腑和经络都是中医理论的核心，百年来也有不同的争议。有必要在总结近数十年研究成果的基础上，进一步研究。心主神明还是脑主神明？经络是否存在？这些问题离开中医临床就不能做出准确的评价。又如五行学说，被视为玄学，为什么中医还在用？中医五行学说的实质是五脏相关理论，这些都要结合临床进行阐释。

（3）对辨证论治的研究。不少人将辨证与辨病相对立，甚至贬低辨证论治的重要性。实际上，中医的辨证论治包含了辨证—辨病—辨证这样一个综合的过程。对辨证论治的实质内涵应有一个统一的认识，并解决与辨理化指标、发展微观辨证以及与辨现代医学之病的关系。

（4）对中药的研究。未来临床医学很多难题的解决要靠中药。但是，中药的研究一定要以中医理论的指导为基础，不要一味走分离、提取有效成分的植物化学研究道路。中医中药不分家，要认真研究中药的药性理论与中医理论的关系，以及临床应用的规律。

（5）对养生保健理论的研究。中医提倡"治未病"，养生保健理论很丰富，包含了免疫防病、颐养益寿等预防医学、健康教育的内容。对这一部分内容不仅要从文献上进行整理，还应加以现代研究。中医优秀的养生文化应该在我国的公共卫生事业与学术中有所体现。

五、结语

21世纪的中医药学已踏入千载难逢的机遇之途，发展是必然的，但其发展之快慢取决于有无一条高速公路。这条高速公路的架设之权在人民政府手中、在国务院决策之中，关键在于党的领导。中医药学之发展不仅是中医药工作者独有的职责，而且是中华民族的健康事业，事关中华文化之再创辉煌。

第三节

万里云天万里路①

有人说中国科学在15世纪以后便开始衰落，若就中医学而言，此言不确。中医药学在20世纪上半叶受到摧残与压迫，但20世纪80年代却开始走向世界。其所以然者，因为中医学"是

---

① 邓铁涛：《万里云天万里路》，《广西中医学院学报》2001年第4期6-7页。

一个伟大的宝库"（毛泽东语），有人称之为"中国第五大发明"。

早在春秋战国时期，诸子蜂起，百家争鸣，中医药学已有四大流派："医经""经方""神仙""房中"。后两派由道家继承。《汉书·艺文志》列经方十一家，医经七家，后存《神农本草经》与《黄帝内经》。东汉三国名医有外科鼻祖华佗，可惜失传。幸有医圣张仲景，用"医经"家的理论整理"经方"家的方药，为中医的临床医学奠定了坚实的基础。晋代的《脉经》、隋代的《诸病源候论》，使中医学的诊断与病理学进入新的高度。公元443年，政府已有初步的医学教育，设置了太医博士、太医助教等医官。公元624年，唐代的医学教育已发展至比较完善的程度。其所设立的太医署，主要是培养医学人才，既是教育机构也是医疗单位，由行政、教学、医疗、药工四部分人组成，有医科、针科、按摩科、咒禁科等。医科包括：体疗、少小、疮肿、耳目口齿、角法，按摩科包括伤科。先习基础课《黄帝内经·素问》《神农本草经》《脉经》《针灸甲乙经》等，然后再分科学习，每月、季、年都有考试。学习九年仍不及格者，即令退学。中医之医学教育比之意大利九世纪成立之萨勒诺医学校早二百余年，而且分科比较详细。除中央之外，地方也有医学校与家传及师徒之教育并列。

唐代已有官颁药典——《新修本草》。

宋代有官修方典——《太平圣惠方》（成书于公元978—992年，全书共1 670门，载方16 834首）。1046年经何希彭选其精要，辑为《圣惠选方》，作为当时的教科书。宋代医学教育有较大的发展，太医局设9科，学生名额达300人。元代继之分为13科。

医学发展，医著日多，时间久远，历代传抄，讹误甚多，加上宋代印刷术已有较高之水平，朝廷特设校正医书局，校正历代医学著作。这一工作，用今天的话来说是一项艰巨的系统工程，其功甚伟。医学从此更易普及，为金元时期的医学争鸣打下基础。金元时期有刘完素、张从正、李东垣、朱震亨四大家。《四库全书总目提要》说："儒之门户分于宋，医之门户分于金元。"金元之后，各家学说纷呈，明清医学大为发展，特别是传染病学上的成就可谓前无古人，20世纪上半叶仍然走在世界之前列。

鸦片战争以后，西学东渐，中医学自发进行改革，产生了"中西医汇通派"，虽然没有什么成效，但足以说明中医并不排外，并不保守，但当时西医的水平不高，中、西医学是两个不同的学术体系，当时的学者的确无法汇通。

1929年国民党政府通过了余云岫的"废止旧医以扫除医药卫生之障碍案"，虽然遭国人反对，未能执行，但中医从此便处于被轻视、歧视、排斥的地位。1949年前中医药事业已奄奄一息，解放初期王斌（卫生部副部长）继承余云岫的衣钵，企图改造中医，中医又受到严重的打击！幸得毛泽东、周恩来老一辈革命家及时觉察，给王斌以公开批判，并撤职，但中医仍未逃脱"从属地位"的命运。直至1986年12月国家中医药管理局成立之后，有一个组织专门管理中医药的事业与发展，中医药事业才真正开始摆脱"从属地位"。十多年来中医之发展使世界瞩目，并于20世纪80年代走向世界。这就说明中医作为一门科学，推而不倒，受压近百年而不衰，直到今天科学发展一日千里之际，仍能屹立于世界科学之林，充分证明中医药学的确是一个伟大的宝库，人类不能没有中医。

中医近百年历尽劫难而不倒，这是历史事实，但在时代对比之下，如何认识这古老而又新颖的中医药学实在不容易，有人说中医有经验而无理论，有人说中医能治好病，没有实验研究，不能算是科学，又有人说中医是哲学而不是医学科学。这些都是以西方医学观、文化观作为衡量标准的结果。

中医学是中华文化的瑰宝之一，具有中华文化的特色。吸收中华文化的天人合一观，形成天人相应的医学观，而世界医学的模式最先是生物模式，把人放在生物低层次之中，最近进一步发展至生物—心理—社会模式。中医是把人放在天地之间对人研究了几千年，从理论层次看高了几层。

中医学不是哲学，而是医学与哲学相结合、与多学科相结合的产物，在正确哲学观的指导下不断发展。例如中医辨证的"八纲"，寒与热、表与里、虚与实、阴与阳，不就是矛盾的四个方面吗？但每一纲所讲的是证候而不是哲学。八纲的充实与提高，其间用了近两千年的时间，凭借八纲及其他辨证方法，中医可以面对全新疾病谱，从中找到诊治的方法。比如研究"重症肌无力的辨证论治"，靠的是中医的系统理论而不是动物实验。

西医走的是微观的道路，中医走的是宏观的，以人为实验对象的道路。中医过去也曾有过动物实验，但主要是通过在系统理论的指导下对患者的保健养生诊治活动长期大量的观察与总结得来的，是无数信息构成的，而不是从狗、兔、鼠实验中得来。相传神农尝百草而有医药，《神农本草经》的药效其始正是以自己为实验动物得来的。

20世纪60年代中医界曾讨论什么是中医的核心理论。大多数人认为是——阴阳、五行、脏象、经络。一切防病、治病、养生、康复的理论，都由此而派生。若用现代的系统论、控制论、信息论以审视中医学，就会豁然开朗，知道中医精要之所在与合乎科学之理了。"经络"就是中医学的信息网络系统，形态学上未能找到不等于它不存在。世界科学界必须重新认识中医，我国学者更要正确认识中医。

邓小平强调"实践是检验真理的唯一标准"，以下为一些实践的例子。

中医没有微生物学，但直到今天，治疗病毒性传染病，疗效远高于西医。20世纪50年代治疗乙脑，20世纪90年代治疗流行性出血热，南京与江西共治疗1 000多例，设中西医对照组，两地中医组的疗效都明显高于西医组。治疗肝炎等传染病，大陆以中药为主。我的学生杨伊凡在澳大利亚用中药治疗丙肝，经过严格的科学研究，其疗效在该国医院已得到证实。我认为艾滋病的治疗也将由中医药去攻克。抗生素退不了的高热，我曾用补中益气汤之类的补药退了。有人说中医治不了急症，然而在20世纪50—60年代，西医学习中医的中西结合研究，不少急腹症不用开刀，并且急性胰腺炎用中药治疗的疗效使人满意。张景述教授用稀饭加骨炭末再加蓖麻油外加中药一剂治疗一例10个月男婴误吞一个六角形螺丝钉（钉长约3厘米），会诊时已是第三天，患婴高热、惊叫、抽搐，服药后10小时螺丝钉沾满骨炭粉自肛门排出。至于慢性病，查不出病名的患者，中医治疗有时却得心应手。中医心理治疗医案所记应有一千几百年历史，七情为病早已在两千年前便被明确提出。又如中医认为肺有非呼吸功能，脾有免疫功能都比西医早了近两千年。

西医认为肝硬化是不可逆的，但中医治好过一些这样的患者，如香港的薛先生、黎先生。过去不能讲治愈，现在有微观检查为证，就可以讲治愈。

中西医是两种不同的医学，各有短长，功能互补，不能偏废。但从理论高度来看，西医的基本观点是在逐步向中医靠拢的。西医讲微观，中医讲宏观，微观取得科学上的飞跃发展，宏观同样取得了不起的发展。不能说只有微观才科学，宏观不科学。试举例言之。我是从宏观角度研究重症肌无力的。全世界西医治疗该病的办法是一致的：吡啶斯的明+激素或胸腺摘除。西医实验证明该病是神经肌肉接头传递功能障碍的自身免疫性疾病。一切治疗方法都用"攻法"，但效果并不理想。中医从宏观方法研究此病，结论为本病是"脾胃虚损，五脏相关"之证，治法以大补脾胃，兼补五脏为主。我用的是补法，获1991年国家中医药管理局中医药科技进步奖一等奖，1992年国家科学技术进步奖二等奖。我在临床研究该病数十年，组织人力进行"七五"国家重点科技攻关项目取得成果。

西医自1895年Jolly根据本病之症状特点命名以来，世界上进行了许多研究，直至20世纪60年代，随着免疫学说研究的不断深入，重症肌无力的病因、病理、诊断、治疗取得新的进展。论确诊西医长于中医，论辨证治疗，中医暂时领先于西医。就此病而言，西医千方百计地研究"病"之所在，却忽视发病的更高层次在于脏腑阴阳气血之失调，未能从整体掌握，故对此病无法根治。研究详见《邓铁涛医集》第62页。

总之，中西医各有所长，可以互补其不足。

展望未来，人类对健康的要求应该是：①人类将摆脱化学药与创伤性的检查、治疗所带来的痛苦、副作用与后遗症。医学要讲人道主义。②"上工治未病"，医学将以养生、保健为中心，使人们的生活过得更愉快与舒适。医学将以"保健园"的形式取代医院的主要地位，医院将成为辅助机构。③医药学除了是科学范畴之外，将融入文化、美学与艺术，使医学从人体的健康要求上升到精神世界的美好境界。医学、气功、武术、文学、美术、书法、音乐、歌舞、美食、药膳、模拟的环境、梦幻世界成为"保健园"的重要组成部分。接受维护健康是快乐的事而不是苦事。④21世纪，第三世界的几十亿人民在短期（数十年）内仍未能摆脱贫病的折磨。要保证人人有卫生保健的民主权利，就要求医药必须"简、便、廉、验"，而不是天文数字的医药费开支。⑤艾滋病、癌症、疟疾、心脑血管病等疾病之攻克，要靠回归自然，要靠绿色医学革命的发展。

按展望的要求，在21世纪——中医药学是大有作为的。中医不仅是现代化社会所必需，而且将是后现代医学的重要组成部分。

中医之路，"路漫漫其修远兮"，值得大家去上下而求索，以造福于人类。

2001年3月25日于广州。

附 录　验方辑录

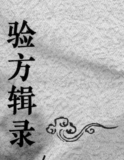

一、治重症肌无力方①

【组成】黄芪60克、党参18克、白术15克、甘草3克、当归头10克、陈皮3克、柴胡10克、升麻10克、五指毛桃30克、何首乌20克、枸杞子10克。

【功效】补脾益损。

【主治】重症肌无力。

【加减法】肾阳虚者加巴戟天、肉苁蓉、淫羊藿；肾阴虚者加山茱萸、旱莲草或加服六味地黄丸；心血不足者加酸枣仁、夜交藤；胃阴虚者太子参易党参，加石斛、金钗，兼湿者加薏苡仁、茯苓；兼痰者加浙贝母、橘络；有外感者用轻剂之补中益气汤原方，酌加豨莶草、云母、桑叶等。

二、治冠状动脉粥样硬化性心脏病方

【组成】党参（太子参）18克，竹茹10克，法半夏10克，茯苓15克，橘红10克，枳壳6克，甘草5克，丹参18克。

【功效】益气除痰以通心阳。

【主治】冠心病。

【加减法】气阴两虚者合用生脉散；血瘀胸痛甚者加三七末、豨莶草或失笑散；气虚甚者合用四君子汤或重用黄芪；血压高者加决明子、代赭石、钩藤、牛膝；血脂高者加山楂、破布叶、决明子、何首乌。

---

① 邓铁涛：《处方拾穗》，载《邓铁涛临床经验辑要》，中国医药科技出版社，1998，第198–226页。

三、治胃、十二指肠溃疡方

【组成】党参18克，白术12克，茯苓15克，柴胡9克，佛手片5克，乌贼骨（或煅瓦楞子）15克，甘草5克。

【功效】健脾益气，疏肝和胃。

【主治】胃、十二指肠溃疡，慢性胃炎，胃肠神经官能症。

【加减法】嗳气吞酸者加砂仁、延胡索或合用乌贝散（乌贼骨85%，浙贝母15%研为极细末），每服2～3克；肝气郁结者加白芍、枳壳、郁金或左金丸；肝郁化火或胃热过盛者合用三黄泻心汤；脾胃虚寒者加黄芪、桂枝、法半夏或桂附理中汤；兼吐血便血者加侧柏叶、白及、阿胶、三七末（炒）；胃阴亏虚者加麦冬、石斛、玉竹等。

另一法：临睡前麦芽糖一汤匙，吞服。

四、治慢性结肠炎方

【组成】木香5克（后下），黄连5克，柴胡10克，白芍15克，枳壳6克，甘草5克，太子参30克，白术15克，茯苓15克。

【功效】健脾疏肝，行气止痛。

【主治】慢性结肠炎。

【加减法】腹痛明显者加砂仁、延胡索、救必应；泄泻较甚者加番石榴叶15～30克；纳差者加麦芽、鸡内金、破布叶；久泻不止者加赤石脂30克、补骨脂10克。

五、治慢性肝炎方

【组成】党参15～30克，茯苓15克，白术12克，甘草5克，草薢10克，珍珠草30克。

【功效】健脾化湿浊，扶脾土抑肝木。

【主治】慢性肝炎，症见胁肋疼痛或不适感，腹胀便溏，倦怠乏力，面色淡白，少气自汗，食欲不振，舌质淡，舌体胖，边有齿印，舌苔白，脉虚弱或弦细。

【加减法】湿重者加法半夏10克、砂仁3克、薏苡仁15克；肝郁者加素馨花10克、郁金10克；肝阴不足而见眩晕、失眠、梦多者加桑寄生30克、桑椹15克、旱莲草12克、女贞子12克；肾阴虚而见腰膝酸痛、舌质红、舌体嫩、舌苔少、脉细数者加何首乌30克、山茱萸12克、熟地黄20克，山药易白术、太子参易党参；黄疸者加鸡骨草30克、溪黄草30克或金钱草25克、茵陈25克；血瘀者加丹参15克、茜草根12克、桃仁10克、土鳖虫6克。

六、治早期肝硬化方

【组成】太子参30克，白术15克，楮实子12克，萆薢18克，茯苓15克，菟丝子12克，土鳖虫10克，甘草6克，丹参18克，鳖甲30克（醋炙）。

【功效】健脾护肝，化癥软坚。

【主治】早期肝硬化。

【加减法】酒精中毒性肝硬化者加葛花12克；肝炎后肝硬化者加珍珠草（或黄皮叶）30克；门脉性肝硬化，若硬化较甚者加炒山甲10克；牙龈出血或皮下有出血点者加紫珠或仙鹤草30克；阴虚者去萆薢，加山药15克、石斛12克；黄疸者加鸡骨草30克。

七、治胆囊炎与胆石症方

【组成】柴胡10克，太子参15克，金钱草30克，郁金12克，白芍15克，蒲黄6克，五灵脂6克，甘草3克。

【功效】疏肝利胆排石，健脾活血。

【主治】胆囊炎，胆石症。

【加减法】热盛者去太子参加黄芩、栀子；湿盛者去太子参加茵陈、木通；大便秘结者去太子参加元明粉、枳壳或大黄；脾虚者加茯苓、白术。

八、治血尿方

【组成】三叶人字草30克。

【功效】止血尿。

【主治】血尿。

【加减法】泌尿系结石者加海金沙5克、金钱草30克、沙牛末3克（冲）；慢性肾盂肾炎者合用自拟珍凤汤（珍珠草、小凤尾草、太子参各15克，茯苓12克，白术、百部各9克，桑寄生30克，甘草5克）；慢性肾炎者加淡豆豉30克、三七末3克（冲）。

九、治血崩方

【组成】血余炭末3~9克（冲服）。

【功效】收敛止血。

【主治】妇女崩漏。

【加减法】月经过多或月经时间过长者可合用胶艾四物汤（阿胶、艾叶、当归头、熟地黄、川芎、白芍）。

另一法：直接灸隐白、大敦穴，1~3壮。

十、治上消化道出血方

【组成】阿胶10克（烊化），三七末3~5克（炒黄），冲服。

【用法】三七末炒至深黄色，放置冰箱24小时即可用。

【功效】养血止血。

【主治】消化道出血。

十一、治腰腿痛方

【组成】当归15克，丹参15克，乳香5克，没药5克，生地黄25克，赤芍15克，白芍15克，甘草5克。

【功效】活血化瘀，通络止痛。

【主治】腰腿痛，坐骨神经痛。

十二、治风湿性关节炎方

【组成】豨莶草15克，桑枝30克，木瓜12克，原蚕沙10克，威灵仙15克，赤芍15克，甘草5克，宽筋藤24克，络石藤24克，忍冬藤24克。

【功效】祛风清热，通络止痛。

【主治】热痹，风湿性关节炎。

十三、肢节疼痛外洗方

【组成】海桐皮12克，细辛3克，艾叶12克，荆芥9克，吴茱萸15克，红花9克，桂枝9克，续断9克，当归尾6克，羌活9克，防风9克，川乌头12克，生姜12克，连须生葱5条。

【用法】煎水加米酒30克、米醋30克，热洗患处，每天2次。

【功效】祛风活血，通络止痛。

【主治】肢节疼痛，风寒湿痹，瘀痹。

注：此方为家传方。

十四、治慢性咽喉炎方

【组成】五指毛桃30克，玄参15克，云母6克，桔梗10克，乌梅6克，甘草6克。

【功效】益气养阴，利咽止痛。

【主治】慢性咽喉炎。

注：如无五指毛桃，可用太子参15克代。

十五、治泌尿系结石方

【组成】金钱草30克，生地黄15克，木香5克，鸡内金10克，海金沙3克（冲服，或琥珀末或沙牛末与海金沙交替使用），甘草3克，木通9克。

【功效】利水通淋，化石排石。

【主治】泌尿系结石。

【加减法】小便涩痛者加小凤尾草24克、珍珠草24克；血尿者加白茅根30克、淡豆豉10克、三叶人字草30克；气虚明显者加黄芪30克；肾阳虚者加附子、肉桂或附桂八味丸加金钱草、琥珀末之类治之；肾绞痛或腹痛甚者可当即用拔火罐疗法。此法不仅能止痛，而且能使结石下移，以利排出。

拔火罐疗法：痛在上腹或腰背者罐口放在腰背部痛点处（罐口余部偏于下方），痛在下腹部者，罐口放在腹部痛点处。

十六、治过敏性鼻炎方

【组成】五指毛桃30克，木贼12克，菊花10克，玄参15克，白芍15克，白蒺藜12克，桔梗10克，甘草6克，辛夷花10克，太子参15克，大枣4枚。

【功效】益气固表，疏风通窍。

【主治】过敏性鼻炎。

注：如无五指毛桃，可用黄芪15克代。

十七、治牙痛方

【组成】旱莲草15克，侧柏叶15克，细辛6克，海桐皮30克。

【功效】滋阴降火，消肿止痛。

【主治】牙龈肿痛，牙痛，牙周炎。

十八、治泌尿系感染方

【组成】珍珠草30克（鲜用），小凤尾草30克（鲜用）。

【功效】清热利尿。

【主治】急性泌尿系感染。

十九、治慢性肾盂肾炎方（珍凤汤）

【组成】太子参15克，白术12克，茯苓12克，甘草5克，百部9克，桑寄生18克，珍珠草15克，小凤尾草15克。

【功效】健脾利湿，扶正祛邪。

【主治】慢性肾盂肾炎。

二十、治前列腺肥大方

【组成】黄芪30克，荔枝核10克，橘核10克，王不留行12克，滑石20克，木通10克，茯苓15克，炒山甲15克，甘草5克，竹节香附10克，玉米须30克。

【功效】益气行气，通利水道。

【主治】前列腺肥大。

【加减法】尿频、尿急、尿涩痛者加珍珠草15克，小凤尾草15克；血淋者加白茅根30克、三叶人字草30克、淡豆豉10克。

二十一、治睾丸炎方

【组成】生大黄10克，熟附子10克，黄皮核10克，荔枝核10克，柑核10克，芒果核10克，橘核10克，王不留行15克。

【功效】寒温并用，行气止痛。

【主治】慢性睾丸炎，附睾炎，睾丸痛。

【加减法】腰膝酸痛者加狗脊30克；气虚者加五指毛桃30克、黄芪30克；血瘀者加炒山甲15克、牡丹皮15克；热象明显者加生地黄24克、玄参15克、龙胆草10克、车前子20克。

二十二、治闭经方

【组成】原蚕沙10克，王不留行15克，益母草30克，牛膝15克，海螵蛸18克，茜草根15克。

【功效】行血通经。

【主治】闭经，月经愆期未至，月经不调。

【加减法】气虚脾虚者加四君子汤；血虚血瘀者合用桃红四物汤；肝气郁结者合用四逆散；气滞血瘀者合用血府逐瘀汤。

1916年出身于广东开平中医世家。

1932年就读于广东中医药专门学校。

1938年正式从事中医医疗。

1956年起在广州中医学院工作。

1962年、1979年广东省人民政府两次授予"广东省名老中医"称号。

1990年起享受国务院颁发的政府特殊津贴。

1993年中共广东省委高校工委等五个部门联合授予"南粤杰出教师"特等奖。

1991—1994年倡导并担任首届"全国老中医药专家学术经验继承工作指导老师"。

2001年在北京人民大会堂举办学术思想研讨会；获香港浸会大学名誉理学博士学位。

2003年任中医"抗非"专家顾问组组长，获"中医药抗击非典特殊贡献奖"。

2005年受聘国家重点基础研究发展计划（973计划）首席科学家。

2007年被遴选为首批国家级非物质文化遗产"中医诊法"项目代表性传承人。

2009年被国家人社部、卫生部、国家中医药管理局评为"国医大师"。

2015年12月获"中华医学会百年纪念荣誉状"。

2016年4月受聘"岭南中医药精华书系"总主编。

2017年12月获首届"北京中医药大学岐黄奖"。

2019年1月10日清晨6时6分，邓铁涛在广州安然仙逝。遗嘱公开："我能留给儿孙最大的遗产为仁心仁术，全心全意为人民服务……"

　　2019年1月11日，广东省卫生健康委员会党组和广东省中医药局党组联合下发了《关于向邓铁涛同志学习的决定》，号召全省卫生健康系统向邓铁涛同志学习。

　　2019年1月16日10时30分邓铁涛同志遗体告别仪式在广州殡仪馆白云厅举行。